LES STATIONS

DE

BOUES MINÉRALES

D'EUROPE

PAR

M. le Docteur Charles LAVIELLE

Médecin de l'*Etablissement thermal des Baignots*, à Dax (Landes),
Membre correspondant de la Société d'Hydrologie Médicale de Paris
Lauréat de l'Académie de Médecine.

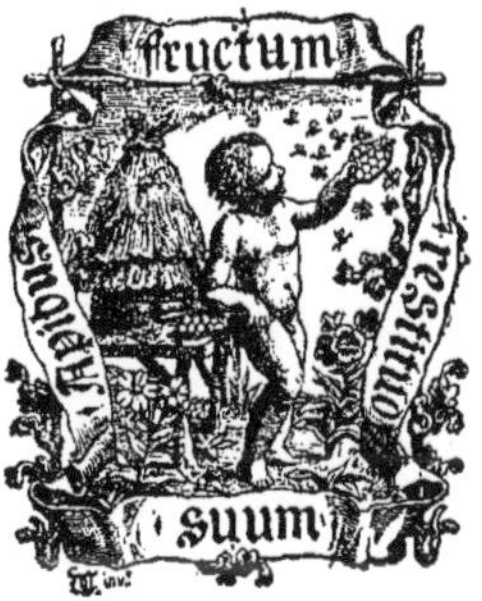

PARIS
SOCIÉTÉ D'ÉDITIONS SCIENTIFIQUES
4, RUE ANTOINE-DUBOIS, 4
(Place de l'Ecole-de-Médecine)

1893

LES STATIONS

DE

BOUES MINÉRALES D'EUROPE

DU MÊME AUTEUR

Essai sur la topographie médicale du canton de Dax. (Paris, 1879).

Essai sur les erreurs populaires relatives à la Médecine (1881).

Du traitement du rhumatisme noueux par les Boues de Dax. (Paris, 1885).

Guide pittoresque et médical du Baigneur à Dax. (Dax, 1886).

Exposé de l'Hydrologie et de la Climatologie de Dax. (Dax, 1886).

Du Rhumatisme et des dermatoses rhumatismales, avec introduction du Dr E. LANCEREAUX, médecin de l'hôpital de la Pitié, etc. Traduction de la brochure du Dr OLAVIDE, de Madrid. (Paris, O. Doin, 1888).

Du Rhumatisme chronique et de son Traitement thermal. (Ouvrage honoré d'une médaille d'argent par l'Académie de médecine). (Paris, Doin, 1889).

LES STATIONS

DE

BOUES MINÉRALES

D'EUROPE

PAR

M. le Docteur Charles LAVIELLE

Médecin de l'*Etablissement thermal des Baignots*, à Dax (Landes)
Membre correspondant de la Société d'Hydrologie Médicale de Paris.

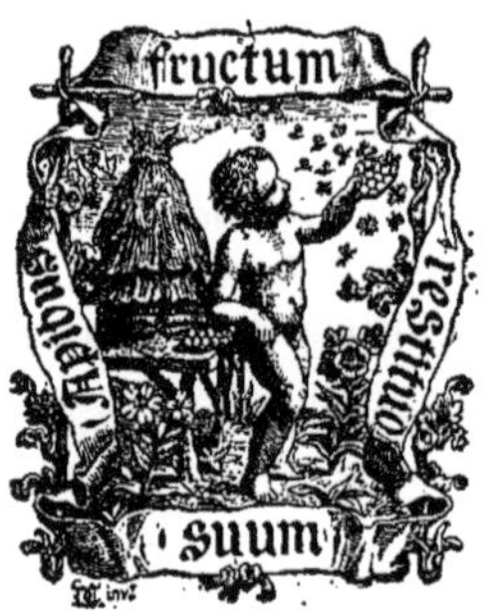

PARIS
SOCIÉTÉ D'ÉDITIONS SCIENTIFIQUES
4, RUE ANTOINE-DUBOIS, 4
(Place de l'École de Médecine)

1892

LES STATIONS

DE

BOUES MINÉRALES

D'EUROPE

PAR

M. le Docteur Charles LAVIELLE

Médecin de l'Etablissement thermal des Baignots, à Dax (Landes)
Membre correspondant de la Société d'Hydrologie médicale de Paris.

AVANT-PROPOS.

Les Allemands et les Italiens distinguent deux sortes de boues minérales.

Pour les premiers, la *Mineralmoore* est la véritable boue ou boue marécageuse, imprégnée naturellement ou artificiellement de sels minéraux et de gaz, tandis qu'ils réservent le nom de *Mineralschlamm* aux conferves ou matières végétales qui se développent dans les eaux thermales (1).

Les Italiens font à peu près la même distinction.

Ils appellent *Fanghi* les dépôts spontanés que les eaux minérales abandonnent soit sur le sol, soit dans les réservoirs et ils donnent le nom de *Muffe* à la matière organique, aux conferves que l'on rencontre au sein des eaux à haute température.

(1) En outre de ces deux grandes divisions, ils ont créé plusieurs autres variétés de boues, la *Bergschlamm* (boue de montagne, boue de mine) la *Schwefelschlamm* (boue de soufre), etc.

En France, disent les auteurs du *Dictionnaire général des Eaux minérales*, on confond sous le nom générique de boues aussi bien les matières minérales que les eaux précipitent spontanément que les matières organiques qui se développent dans les bassins de réfrigération, et pour faire cesser cette confusion, ils proposent de diviser les boues en deux catégories sous le nom de *limon minéral* et de *limon végétal.*

Par *limon minéral*, ils entendent parler des boues soit minérales, soit marécageuses dans lesquelles l'humus et les matières organiques du même ordre, le fer et beaucoup de sels alcalins, terreux et métalliques, constituent les éléments principaux. Le *limon végétal* serait constitué par les matières végéto-thermales, les conferves de toutes sortes que l'on rencontre dans les eaux à haute température.

C'est dans celles-ci que Fourcroy avait distingué quatre parties distinctes :

1° L'excipient ou la matière organique ou confervoïde.

2° Les principes minéralisateurs dont le poids est toujours très considérable par rapport à celui de l'eau.

3° La température propre de ces matières qui est, selon l'expression de Fourcroy, *l'âme des eaux comme des boues, car sans elle peu de chose et avec elle presque tout.*

4° La fermentation insensible, mais continue qu'elles subissent dans toutes les parties qui la composent.

Ces diverses classifications ont, à nos yeux, un inconvénient : elles n'indiquent que la composition sommaire des boues en général, tandis qu'elles laissent ignorer leur origine première ; et ce point, en l'espèce, nous paraît très important, car c'est surtout à cet égard qu'existe la grande différence.

La distinction entre les boues ne saurait provenir de ce fait qu'elles sont composées de *limon minéral* ou de *limon végétal* ; car ce dernier limon devient tout aussi minéralisé que le premier du moment que la conferve a séjourné un certain temps dans l'eau thermale qui lui communique ses principes.

Il nous semblerait plus pratique d'établir une différence tirée de l'origine première des boues ou basée sur leur constitution primordiale.

Certaines tirent leur origine du sol auquel elles empruntent leurs éléments constitutifs — soit de certaines particularités géologiques, comme à Franzensbad ; tandis que d'autre sont engendrées ou par l'eau thermale qui laisse déposer un sédiment minéral particulier comme à *Acqui*, ou par les conferves qui vivent dans cette eau thermale.

D'autres enfin, comme à Dax, reconnaissent pour origine ces deux éléments réunis, tellurique et hydro-thermal.

Dans ces conditions il serait peut-être préférable de diviser les boues en : 1° *Boues telluriques* ou *humiques*, reconnaissant pour origine les éléments constitutifs du sol (lacs fluviatiles, limon aquatique, etc.), modifiés par telle ou telle circonstance géologique.

2° *Boues hydro-thermales*, produites soit par les dépôts minéralisateurs de l'eau thermale, soit par les conferves, soit encore par les deux.

3° *Boues mixtes*, *telluro-hydro-thermales.*

Et encore cette classification ne comprendrait-elle pas tous les types de boues, car certaines d'entre elles sont artificiellement préparées et que d'autres, comme celles de Gleissen, par exemple, sont faites de scories de charbon.

Au point de vue de leur action thérapeutique, la classification est également impossible ; car chaque station de boues minérales constitue une individualité, un type spécial qui ne saurait être comparé à un autre, chacune d'elles possédant sa caractéristique propre.

Dans notre travail, nous énumérerons successivement, en commençant par la France, les principales Stations de Boues minérales d'Europe et nous donnerons sur chacune d'elles les renseignements techniques qui pourront intéresser les médecins.

Peut-être nous reprochera-t-on d'avoir attribué des développements exagérés à telle ou telle station étrangère et de n'avoir pas assez insisté sur nos propres ressources hydro-minérales ?

Nous l'avons fait à dessein, dans la pensée que l'exposé détaillé des méthodes balnéaires employées dans les pays voisins, et notamment en Allemagne, serait de nature à intéresser le corps médical.

Sous le rapport des richesses hydrologiques en général, pas plus que sous le rapport des vertus curatives des *Boues minérales* en particulier et du mode d'exploitation scientifique de ces dernières, la France n'a rien à envier à ses ennemis.

Aussi, ne saurions-nous partager l'enthousiasme exagéré de certains auteurs français qui, mûs sans doute par un très louable sentiment de patriotisme national, ont cherché à discréditer les boues médicinales étrangères au profit des stations similaires de notre pays.

L'Allemagne, l'Italie, la Bohême possèdent des Boues minérales d'une notoriété et d'une valeur incontestables ; et nous serions heureux si, dans l'exposé que nous ferons des procédés d'exploitation thérapeutique employés dans ces pays, les médecins français pouvaient trouver quelques indications utiles à la science et aux malades.

On nous emprunte assez et depuis assez longtemps pour que, le cas échéant, il nous soit permis d'agir de même.

Nous ne saurions commencer notre Etude sans remercier notre confrère, M. le docteur *Plinio Schivardi*, médecin-directeur des eaux de *Recoaro*, et M. *Ferdinand Khitll*, pharmacien à *Franzensbad*, pour les renseignements qu'ils ont bien voulu nous fournir sur les stations de leur pays.

DAX

Dans le département des Landes. Station du Chemin de fer du Midi (ligne de Bordeaux à Irun).

La station thermale de Dax, déjà très connue sous les Romains qui lui avaient donné le nom d'*Aquæ Tarbellicæ* (1), d'*Aquæ Augustæ*, utilise des *sources hyperthermales* et surtout des *boues* qui jouissent d'une grande réputation.

1° Sources hyperthermales.

Les principales sources de Dax sont : Les sources de l'*Etablissement thermal des Baignots*, et les deux *Geysers d'eau à 60°* qui émergent dans le parc de l'Etablissement (1). La *source Saint-Pierre*. La *source de la Fontaine chaude ou de la Nèhe*. Les *sources des Thermes Romains*. Les *sources du Bastion et Sainte-Marguerite*, exploitées par les Thermes. Les *sources du Port*. La *source de l'Etablissement Sèris*.

Limpides, incolores, inodores, elles sont onctueuses au toucher et sans saveur bien définie; elles ramènent au bleu le papier de tournesol rougi et font virer au vert l'infusion bleue de violette.

La température de ces sources varie entre 40° et 64° cent.

Voici les deux analyses les plus récentes des Eaux et Boues de Dax faites par M. le professeur Filhol, en 1883 :

« L'Etablissement thermal des Baignots, dit M. Filhol, (2) utilise trois sources, ou pour mieux dire, trois groupes de sources, savoir :

« 1° Le groupe de l'*Est*, ou groupe de bains de boues des dames. Ce groupe comprend cinq sources dont les

(1) De Tarbelles (les Tarbelli) qui habitaient ce pays lors de la conquête des Gaules.

(2) L'Etablissement des Baignots est le seul de la station possédant des sources jaillissantes. Le débit de ses Geysers seuls est de trois millions et demi de litres par 24 heures.

(3) *Bulletin de l'Académie de médecine*, n° 13 (27 mars 1883).

températures sont comprises entre 37 et 51 degrés centigrades. La plus chaude, qui a été récemment découverte (le captage remonte à deux ans seulement), est amenée par une canalisation souterraine directe de son bassin de captage, dans les piscines qui sont situées à côté des piscines à boues.

« 2° Le groupe du *Pavillon* ou du centre comprend deux sources distinctes à leur point d'émergence qu'on réunit dans un même réservoir. Le débit de ces sources réunies est d'environ 70,000 litres par jour. Leur température est de 61 degrés centigrades au griffon.

« Le groupe du *Manège* ou de l'ouest comprend trois sources distinctes. La principale débite au moins 100,000 litres par jour et a une température de 61 degrés au griffon. Les deux autres alimentent les bains de boues des hommes. Leur débit est de 40,000 litres par jour au moins.

« Mes recherches ont porté sur l'eau de la source la plus chaude. J'ai d'ailleurs constaté que les éléments minéralisateurs contenus dans les autres sources sont exactement les mêmes (1). Je crois inutile de rapporter ici la série des opérations que j'ai dû exécuter pour bien établir la composition de cette eau minérale, car elle ne présente aucune particularité de nature à mériter l'attention de l'Académie. Je me contenterai de dire que je me suis conformé aux indications données dans les Traités d'analyses les plus récents et les plus recommandables. »

Un litre d'eau a donné :

Chlorure de sodium............	0 gr. 2860
Bromure......................	Traces.
Iodure.......................	Traces.
Fluorure de calcium..........	Traces.
Sulfate de potasse...........	0 gr. 0240
— de soude..............	0 gr. 1809
— de chaux..............	0 gr. 1880

(1) L'*Etablissement des Baignots* utilise aussi depuis cette année les deux grands Geysers d'eau chaude à 60°, qui ont été découverts récemment.

Carbonate de chaux............	0 gr. 2314
— de magnésie.........	0 gr. 1022
— de protoxyde de fer..	0 gr. 0016
— de magnésie.........	Traces.
— de lithine...........	Traces.
— de baryte...........	Traces.
— de strontiane........	Traces.
Phosphate de chaux............	Traces.
Matière organique..............	Traces.
Silice..........................	0 gr. 0240
Acide carbonique libre..........	0 gr. 0500
Cuivre..........................	Traces.
Arsenic.........................	Traces.
Antimoine.......................	Traces.

L'analyse spectrale décèle en outre dans cette eau des traces de rubidium et de zinc.

Quant aux gaz qui entrent dans la composition moyenne des sources, voici d'après M. Hector Serres, leurs proportions en volume pour la fontaine chaude :

Gaz spontanés.

Acide carbonique.................	1.62
Oxygène.........................	0.35
Azote...........................	98.03
Centimètres cubes...........	100.00

Gaz en solution.

Acide carbonique.................	5.90
Oxygène.........................	3.40
Azote...........................	11.40
Centimètres cubes............	20.70

Les eaux thermales de Dax appartiennent à la classe des eaux *sulfatées mixtes* (sodico-calcico-magnésiennes).

En raison de leur faible minéralisation, elles doivent être rangées parmi les eaux que l'on a successivement qualifiées d'inermes (Gubler), d'amétallites (Rotureau), d'oligo-métalliques (Campardon), d'indifférentes ou d'indéterminées (Durand-Fardel). L'eau thermale de Dax s'utilise à l'intérieur, en boisson ; à l'extérieur, en bains et douches.

Les vapeurs chaudes et les gaz qu'elle dégage sont employées en applications *générales* dans des *étuves naturelles* établies ordinairement sur le griffon même des sources, et en applications *locales*, au moyen d'appareils spéciaux, pour combattre certaines affections.

Franchement diurétique, l'eau de Dax est employée avec grand profit chez les rhumatisants et les goutteux atteints de gravelle.

Au bout de deux ou trois jours, elle amène la précipitation rapide du sable urique ou phosphatique si communs chez ces malades.

Parfois même, elle facilite tellement l'élimination des graviers néphrétiques que souvent il est commun de les voir expulsés sans la moindre douleur, soit pendant la cure, soit peu de temps après.

A l'extérieur, en bains et douches, ses effets sont, suivant la température et la durée de l'application, sédatifs, excitants ou révulsifs.

Conferves

Les eaux thermales de Dax possèdent une flore des plus intéressantes et les conferves qui y vivent sont fort nombreuses. Elles ont été étudiées par MM. *H. Serres* et *Jules Thore*.

D'après ces auteurs le feutrage vert appelé autrefois *Anabaina thermalis*, contient un grand nombre d'espèces différentes dont plusieurs sont peut-être inconnues. Ils ont également trouvé dans la fontaine chaude un mucus tout particulier, ressemblant à la barégine et renfermant comme elle des myriades d'êtres vivants visibles au microscope, bâtonnets, bactéries, vibrions, monades, etc.

Ils ont enfin reconnu la présence de quelques rares diatomées appartenant à l'espèce des navicules.

Ces études intéressantes ont été activement poursuivies par M. Thore, qui a bien voulu nous communiquer les notes suivantes que nous extrayons d'un de nos Mémoires à la Société d'Hydrologie (1).

I. *Algues des sources de Dax, d'une température supérieure à 50° centigrades*, et notamment de la grande source de la Nèhe (Fontaine chaude) qui mesure 64° centigrades au griffon et qui se trouvent aussi dans le bassin de Néris.

Dans le feutrage qui tapisse le fond et les côtés de ces différentes sources de *Dax*, on rencontre cinq formes diverses. M. Thore n'ose pas dire que ce soient cinq espèces d'algues ; ce sont, pour lui, peut-être, cinq formes évolutives de la même espèce ; peut-être pour quelques-unes de ces formes, des parties différentes d'une même plante.

Voici d'après M. Thore, la description de ces cinq formes observées par lui à l'aide d'un objectif d'un quatorzième de pouce à immersion de *Nachet* et d'un seizième de pouce à immersion de *Prazmowscki* :

1° *Forme A*. — Tubes cylindriques cloisonnés ; cloisons plus longues que larges ; protoplasma verdâtre et granuleux ; diamètre 4 μ.

2° *Forme B*. — Tubes cylindriques cloisonnés, cloisons généralement plus longues que larges, mais difficiles à bien voir ; protoplasma vert ; diamètre 1 μ, dépasse rarement 2 μ.

2° *Forme C*. — Cellules disposées linéairement, lignes courbes ou droites, cellules ellipsoïdales et jointes bout à bout. Protoplasma vert, granuleux. Diamètre 4 μ environ.

4° *Forme D*. — *Leptothrix*. Filaments hyalins, non cloisonnés ? dimensions variables, se perdant vers les limites de la visibilité microscopique et atteignant au maximum de 1 μ de diamètre.

(1) *Traitement du rhumatisme noueux par les boues de* **Dax**. (Paris 1885).

5° *Forme E.* — Bâtonnets, bactéries ou bactéridies, quelquefois cloisonnés? passant aux vibrions. Diamètre 1 μ de largeur, longueur variable, tous hyalins.

Ces cinq formes sont toutes enchevêtrées dans une glaire amorphe qui a reçu le nom de *Daxine* (*Marchand*), et sont par conséquent immobiles. Pas la moindre différence sensible entre les formes de *Dax* et de *Néris*. Dans cette dernière station on rencontre comme à *Dax*, les cinq formes A. B. C. D. E.

II. *Algues des sources au-dessous de 50° centigrades.* — Dans les sources de Dax, au-dessous de 50° on voit apparaître une forme nouvelle, algue d'un beau bleu verdâtre, à protoplasma fortement granuleux, cloisons plus courtes que larges, quoique peu apparentes, mais ayant chacune un nucléus. Ces algues ont de plus un mouvement de translation et de rotation rapide, ce dernier de gauche à droite. Leur diamètre est constant, et toujours de 6 μ. Nous devons ajouter que les dimensions données pour les algues de *Néris* par M. de *Laurès* ne sont pas les mêmes que celles mentionnées ci-dessus.

Ces dimensions ont-elles changé, ou M. de *Laurès* ne s'est-il pas trompé en les mesurant avec des instruments imparfaits ?

2° Boues thermales.

Voici quel est le mode de formation des boues de Dax.

« L'Adour subit tous les ans, et même plusieurs fois par an, des crues très fortes qui amènent des inondations plus ou moins étendues dont le premier effet est de couvrir ses rives d'un limon épais. Partout où ce limon, qui d'abord n'est qu'une simple vase, se trouve après l'inondation en contact avec l'eau chaude et sulfatée des sources thermales, il se produit des boues médicinales ; mais il faut bien se rendre compte que ces boues sont la résultante d'une action complexe, à la fois physique et chimique, mais qu'elles ne sont pas naturelles dans le sens propre du mot, c'est-à-dire qu'elles ne proviennent directement ni de l'Adour, ni des sources.

« Le limon Adourien, qui n'a aucune propriété, pas plus que la boue vaseuse (d'ailleurs de quantité relativement inappréciable) des sources, ne constitue pas les boues médicinales de Dax ; pour que celles-ci se produisent, il faut que le limon du fleuve (comme tout autre limon pourrait le faire) subisse, en présence de la lumière, l'action des sources chaudes. Sous l'action de la lumière et de la chaleur, il se produit rapidement une abondante végétation cryptogamique de conferves et algues appartenant à divers genres. Ces algues ne se développent bien que dans l'eau chaude, comme d'ailleurs partout où il existe de l'eau thermale ; mais la végétation est incomparablement plus riche et plus rapide dans les boues.

« Comme toute matière organique, les végétaux opèrent la réduction du sulfate de chaux et mettent en liberté une petite quantité de soufre combiné à l'hydrogène ; mais il faut bien convenir que cette quantité est assez faible. Le véritable effet des algues est de donner pour ainsi dire la vie au limon purement minéral et de le transformer peu à peu en une véritable tourbe vivante, onctueuse et noire, où les propriétés émollientes s'ajoutent aux propriétés minérales de l'eau elle-même. (*Dictionnaire de Thérapeutique*, etc.). »

Comme le dit le docteur Garrigou (Congrès scientifique de Dax, 1882, p. 230), ces boues présentent plusieurs agents thérapeutiques réunis : 1° par elle-même, la boue est un vrai cataplasme ; 2° le cataplasme est chauffé par l'eau minérale ; 3° il renferme des substances minérales actives empruntées soit à l'eau minérale, soit, par des transformations, à celles qui constituent la boue elle-même ; 4° la substance des algues mortes dans la boue constitue un agent plus ou moins gélatineux et organique, utile comme émollient ; 5° les algues vivantes, dont l'abondance peut devenir énorme dans la boue mise en culture régulière, constituent un émollient animé.

Les boues de Dax constamment traversées par des courants d'eau minérale, contiennent, en proportions variables, quatre éléments principaux :

1° Le limon déposé sur les sources thermales par les débordements de l'Adour.

2° Des sels de chaux, de soude, de magnésie, de fer, de l'iode, du brome, etc., que l'eau abandonne à la boue.

3° Une partie de ces mêmes substances minérales ayant subi des réactions et des décompositions incessantes au contact de la boue et des algues mortes.

4° La substance des algues qui y naissent, vivent, meurent et s'y succèdent avec une abondance et une rapidité surprenantes.

Cette boue médicinale une fois formée est noirâtre, douce au toucher, onctueuse, et répand une odeur d'hydrogène sulfuré peu intense. Ainsi donc, les *facteurs principaux* de la boue de Dax sont : 1° le limon fluviatile déposé par l'Adour, lors de ses débordements, sur les sources thermales ; 2° les conferves qui se développent en abondance dans ce milieu.

Tant qu'elles sont en contact avec l'eau thermale, les boues ont une couleur noire, mais dès qu'elles sont exposées à l'air elles deviennent d'un gris ardoisé.

Elles adhèrent fortement à la peau et au linge qu'elles corrodent.

Leur température est celle des sources sur lesquelles elles gisent et lorsqu'on les transporte dans les baignoires ou les piscines des établissements, leur calorique y est entretenu par un courant continu d'eau thermale qui les traverse incessamment.

Dans certains établissements les piscines sont construites sur les sources elles-mêmes. Le courant d'eau qui échauffe les boues est alors ascensionnel.

Dans d'autres, l'eau chaude est amenée par une ouverture pratiquée sur une des parois de la piscine et défuit par une deuxième ouverture située sur la paroi opposée.

Il en est enfin, comme à l'Etablissement des Baignots, par exemple, où les piscines possèdent ce double mode de chauffage combiné de deux courants d'eau : ascensionnel et latéral à la fois.

La température des bains de boues varie généralement entre 38° et 50 centigr.

« Voici l'analyse des Boues Thermales exploitées à l'Etablissement des Baignots, faite par M. le professeur *Filhol* (1). « Comme il était aisé de le prévoir, dit M. Filhol, j'ai trouvé dans les boues de l'*Etablissement des Baignots* tous les corps qui existaient dans l'eau elle-même. L'analyse mécanique permet d'y reconnaître l'existence d'une assez forte quantité de sable siliceux ; elle permet encore d'isoler une quantité considérable d'une argile très fine.

« Ces boues contiennent une proportion notable de matière organique dont les propriétés sont analogues à celles de la tourbe.

« Quant on fait bouillir la boue de Dax avec une solution alcaline, on obtient un décocté coloré en brun, comme une forte infusion de café.

« Si l'on ajoute à ce liquide un léger excès d'acide chlorhydrique, il s'y produit un précipité brun qui possède tous les caractères de l'acide ulmique.

« Parmi les corps qui ont particulièrement attiré mon attention, je signalerai le cuivre qui existe dans les boues à l'état de sulfure et le fer qui s'y trouve, en partie à l'état de sulfure ferreux, en partie à l'état de sesquioxyde.

« Cent parties de boues, séchées à la température de 120 degrés, ont donné à l'analyse :

Sable siliceux..................	21 gr. 471
Argile..........................	46 gr. 727
Sulfure ferreux................	4 gr. 915

(1) Loc. cit.

Sesquioxyde de fer	6 gr. 100
Carbonate de chaux	1 gr. 800
— de magnésie	0 gr. 032
Matière organique	18 gr. 902
Sulfure de cuivre	0 gr. 028
Arsenic	Traces.
Antimoine	Traces.
Bromure de sodium	Traces.
Iodure de sodium	Traces.
Fluorure de sodium	Traces.
Carbonate de manganèse	Traces.
— de lithine	Traces.
— de baryte	Traces.
— de strontiane	Traces.
Chlorure de sodium	0 gr. 002
Sulfate de potasse	Traces.
— de soude	0 gr. 001
— de chaux	0 gr. 022
Phosphate de chaux	Traces.

« Quoiqu'il me paraisse certain que les boues agissent sur les malades par l'ensemble des éléments qui les composent, je ne puis m'empêcher d'attribuer une bonne partie de leur action au cuivre, au fer, et à la matière organique dont l'origine me paraît due à la décomposition des algues d'eau douce, qui vivent, soit dans l'eau thermale, soit dans son voisinage.

« Les caractères chimiques de cette matière organique me paraissent rendre évidente l'origine que je leur attribue. »

Le traitement par le bain de boues, dit le docteur Barthe de Sandfort (1), est le plus important de Dax, celui qui donne à la station son cachet si original et sa spécialisation thérapeutique. La boue n'est pas un corps inerte, mais réellement vivant, par les décompositions et les divers phénomènes d'ordre végétatif qui s'y produisent à chaque instant ; elle agit en vertu de l'ensemble si complexe de ses diverses propriétés ; ses éléments confervoï-

(1) Dax pittoresque et thermal.

des constituent un topique émollient, dont la valeur est indiscutable et dont la puissance est centuplée par la haute thermalité ; les éléments minéraux, salins, iodurés, etc..., les réactions chimiques auxquelles ils donnent lieu en présence du courant constant de l'eau minérale, les vapeurs gazeuses qui en résultent représentent autant d'agents dont l'analyse reste insaisissable, mais dont l'énergie est évidente.

Mode d'application des Boues.

Les boues de Dax s'administrent en *bains entiers*, *demi bains* et en applications locales (*illutations*).

Comme en raison de sa grande densité, la boue demeure au fond de la piscine, le bain n'est jamais entier au sens propre du mot, c'est-à-dire que le corps n'y plonge pas entièrement.

La partie inférieure seule, jusqu'au niveau de l'épigastre, est recouverte de vase thermale, tandis que la partie supérieure baigne dans l'eau, laquelle tient en suspension la partie la plus fluide de la boue.

Autrefois les bains se prenaient sur les bords de l'Adour, dans des piscines en plein air, et hommes et femmes s'y rencontraient dans une promiscuité des moins décentes et avec le costume primitif que l'on devine.

Aujourd'hui cette pratique est abandonnée et les boues s'administrent dans des baignoires ou des piscines spéciales.

La température des bains de boue n'est pas la même, dans les divers établissements de la ville, et cette différence provient soit du défaut de captage des sources, soit du mode de distribution de l'eau thermale dans les piscines.

La température des bains de boues de la station varie ainsi que nous l'avons déjà dit, entre 38° et 50° centigr.

C'est généralement entre 37° et 46° qu'on les administre.

Notons, en passant, que dans les piscines à boues il existe toujours un léger écart entre la température de l'eau thermale et celle de la boue, celle-ci accusant toujours deux à trois degrés de plus que l'eau thermale dans laquelle elle macère.

Comme il serait imprudent d'administrer aux malades, dès leur arrivée, des bains au-dessus de 40°, nous avons l'habitude de faire commencer le traitement par quelques étuves humides pour faciliter l'accoutumance à la chaleur, ou par l'immersion dans des piscines à 38°-39° pour arriver, petit à petit, à faire prendre le véritable bain de boues, c'est-à-dire à une température de 40° à 45° ; le *maximum utile* est de 45° environ, le plus souvent de 42° car au-dessous de ce degré, l'action du bain se rapprocherait beaucoup de celle d'un bain ordinaire et les effets de révulsion ne pourraient être obtenus.

La durée du bain est en moyenne de 10 à 12 minutes ; on ne doit guère dépasser cette limite. Au bout de ce temps, en effet, le front et le visage se couvrent d'une sueur abondante, les oreilles bourdonnent, etc., etc., c'est le moment de sortir, et il serait imprudent de vouloir y rester plus longtemps.

Après le bain de boues, le malade reçoit ou bien un arrosage général d'eau thermale à 40° qui le débarrasse de la boue adhérente à son corps ou bien une douche à la même température.

Cela fait, et après avoir ingéré un verre d'eau thermale on l'enveloppe dans un maillot (1) et on le reporte dans son lit, où une sudation, facile et très abondante ne tarde pas à se déclarer.

Au bout de vingt à trente minutes d'enveloppement, le malade est bien essuyé, et durant une heure environ, il doit garder le repos en se couvrant d'une façon modérée, afin de s'adapter peu à peu à la température ambiante et d'éviter tout brusque changement de température.

Le bain de boues se prend toujours à jeun et en géné-

(1) Le maillot est le terme usuel qui sert à désigner le peignoir de flanelle ou la couverture de laine dont on enveloppe le malade au sortir du bain de boues ou de l'étuve.

ral de bonne heure ; l'après-midi étant réservé à l'application des douches.

L'application du bain de boues comporte toujours quelques précautions au rigoureux emploi desquelles le médecin ne saurait trop veiller.

C'est ainsi que pendant la durée du bain le malade devra garder constamment sur sa tête un linge plié en quatre, mouillé et fréquemment arrosé d'eau froide et qu'il devra avoir à sa portée une éponge pour s'ablutionner la face.

Voilà pour le bain entier.

Nous ne ferons que signaler le *demi-bain*, qui est réservé aux cas où le rhumatisme est exclusivement localisé aux membres inférieurs et qui s'administre comme le bain entier.

Nous passerons également sous silence les *manuluves* et les *pédiluves* qui sont donnés sans aucune particularité intéressante.

Les formules thermales que l'on emploie à Dax dans la cure du rhumatisme varient peu et comportent presque toujours le bain de boues, à température variable suivant les cas, le bain d'eau minérale, les étuves et les douches.

On utilise aussi les *Eaux salées* et les *Eaux-mères* provenant des salines situées à quelque distance de la ville.

Applications locales. Illutations. Boues transportées. — Les *Illutations* constituent une méthode récemment inaugurée à Paris par notre ancien confrère le docteur Barthe de Sandfort et qui a donné les meilleurs résultats.

Après avoir étudié pendant plusieurs années à Dax les effets et varié les modes des applications locales des boues de cette station, le docteur Barthe de Sandfort a eu l'idée de les exposer et d'aller renouveler dans les hôpitaux de Paris les pratiques techniques qu'il avait préconisées ici.

Depuis trois ans ses essais poursuivis sous le contrôle

des médecins les plus distingués ont donné des résultats assez satisfaisants pour que nous nous fassions un devoir de signaler cette utilisation nouvelle de nos richesses thermales.

« Les boues de Dax, dit M. le docteur *Dujardin-Beaumetz* (1) ont été expérimentées avec succès dans mon service sous la direction de M. de Sandfort avec des succès fort encourageants, je suis heureux de le déclarer. Plusieurs de mes malades atteints d'arthrites graves ont réellement été transformés par le cataplasme de boues. Les principes salins des boues jouent ici, sans doute, un rôle thérapeutique important. »

Grâce à des appareils spéciaux fort ingénieux, le docteur Barthe de Sandfort est arrivé à réchauffer la boue au bain-marie sans *provoquer aucune altération* essentielle de celle-ci ni aucune émanation gênante pour le malade.

Ce procédé est intéressant surtout par sa supériorité sur les essais informes tentés dans cette voie par les Allemands et les Italiens qui exportent les boues de *Franzensbad* et d'*Acqui*.

Les boues ainsi réchauffées sont appliquées en cataplasmes plus ou moins étendus sur les parties malades. Le manuel opératoire très simple est identique à celui d'une onction avec une pommade épaisse.

La partie recouverte est ensuite enveloppée dans une toile isolante pendant un temps plus ou moins long suivant le cas, et on procède ensuite à son lavage.

Nous ne saurions mieux résumer les effets de ces procédés qu'en citant le rapport approuvé par l'Académie de médecine (2).

« Ce moyen, dit M. Constantin Paul, est non seulement

(1) Congrès de thérapeutique, 1889.

(2) Rapport à l'Académie de médecine au nom d'une commission composée de MM. Villemin, Féréol, Constantin Paul, (séance du 2 juin 1891) sur le mémoire du docteur Barthe de Sandfort, intitulé, *De l'Illutation. Appplications thérapeutiques des boues de Dax transportées à Paris.*

applicable aux lésions anciennes et sans réaction inflammatoire, mais il agit d'une manière rapide et efficace sur les lésions aiguës en pleine activité d'évolution. C'est là une nouvelle acquisition de la thérapeutique, acquisition précieuse que l'on ne prévoyait pas.

« Le traitement a été appliqué à des malades d'ordres divers. Pour ce qui concerne les affections articulaires, les malades atteints de rhumatisme poly-articulaire simple ou chronique ont été *rapidement soulagés*.

« Pour les affections monoarticulaires aiguës, ou subaiguës, rhumatismales, blennorrhagiques ou puerpérales, le soulagement a été des plus rapides ; la haute température du topique a été bien supportée, la douleur, le gonflement et la rougeur ont diminué dès la première application. Nous en avons été frappés, M. Féréol et moi, bien des fois.

« Les autres maladies ont été des complications d'arthrites, hydarthroses, ankyloses partielles, atrophies musculaires, contractures, parésies, etc.

« Le nombre des malades traités par M. Barthe de Sandfort est de 273 et comme dans tout travail consciencieux de thérapeutique, il signale ses succès complets, ses succès partiels et ses insuccès. On voit que sans indiquer une panacée infaillible, comme les doctrinaires qui font de la thérapeutique a priori, les résultats sont très encourageants, d'autant plus qu'il s'agit ici d'affections graves tendant manifestement à la chronicité ou à l'incurabilité.

« Le pourcentage des résultats nous donne les chiffres suivants :

Guérisons................	28.93	pour 100
Améliorations.............	44.94	—
Insuccès..................	27.59	—

« Donc, dans les trois quarts des cas, le malade est soulagé ou guéri de maladies dont le pronostic est toujours inquiétant. »

Mais le docteur Barthe de Sandfort ne s'est pas borné à faire des applications locales ; il est parvenu à pouvoir faire suivre à quelques malades une véritable cure par les bains complets dans un établissement balnéaire de Paris.

Ces tentatives sont très remarquables, car elles s'adressent à la catégorie de malades qui ne peuvent, par suite de leurs occupations ou de leur position de fortune, se déplacer pour faire une cure à Dax, et elles vulgarisent les précieux effets de nos boues en permettant au corps médical de multiplier les expériences sur les richesses thermales que l'on met ainsi à sa portée.

Enfin le bain de boue liquide ainsi administré diffère tellement du *bain d'eau boueuse* pratiqué par les Allemands que nous devons féliciter notre confrère d'avoir ainsi affirmé une fois de plus notre supériorité nationale dans une branche de la thérapeutique thermale dont les étrangers avaient jusqu'à présent l'exploitation exclusive.

Spécialisation thérapeutique des Boues thermales de Dax.

Les boues de Dax s'adressent surtout au *Rhumatisme et à ses diverses manifestations.*

C'est là leur véritable spécialisation thérapeutique. Nous ne passerons pas en revue les diverses formes de rhumatisme justiciables de cet agent thermal. Il nous suffira de dire que, quelles qu'elles soient, *toutes les manifestations extérieures de la diathèse arthritique sont favorablement influencées par le bain de boues.*

Le rhumatisme chronique simple articulaire consécutif au rhumatisme articulaire aigu, le rhumatisme chronique d'emblée (articulaire chronique progressif, chronique partiel, rhumatisme d'Héberden, péri-articulaire, fibreux, des synoviales tendineuses, musculaire, du système nerveux, l'arthrite sèche, etc., trouvent dans le traitement de Dax la guérison ou une amélioration incontestable.

Ajoutons à cette liste les altérations fonctionnelles résultant de la localisation du mal dans les articulations, les pseudo-ankyloses, la sclérose péri-articulaire, les amyotrophies, les névralgies d'origine arthritique, et nous aurons mentionné, à un point de vue général, les affections justiciables des boues de Dax.

Il est encore une affection qui est très heureusement modifiée par cet agent thermal.

Nous voulons parler de l'*ataxie locomotrice* dont les douleurs fulgurantes sont calmées par le bain de boues.

Plusieurs observations publiées l'ont très nettement démontré.

Les boues de Dax sont exploitées dans divers établissements, dont les principaux sont l'*Etablissement des Baignots* et les *Thermes*.

En raison de son climat exceptionnel, la station thermale est *ouverte toute l'année*.

La durée moyenne de la cure y est de 25 jours.

BARBOTAN

Le village de Barbotan, situé à l'extrémité nord-ouest du département du Gers, fait partie de la commune et du canton de Cazaubon, dans l'arrondissement de Condom.

Il se trouve à 18 kilomètres d'Eauze et à 42 kilomètres de Mont-de-Marsan. La station est desservie par un service de voitures publiques.

Prochainement, le chemin de fer de Nérac à Mont-de-Marsan aura une station qui se trouvera à quelques mètres du grand Hôtel des Thermes.

Barbotan est situé à 104 mètres d'altitude environ dans un petit cirque entouré de côteaux calcaires et argileux et se trouve sur la ligne du soulèvement crétacé de Roquefort et parallèle aux Pyrénées.

Le sol de la vallée est formé de terrains quaternaires (tourbe, boues) marécageux, qui recouvrent sur 3 ou 4 mètres d'épaisseur une importante couche de sables quartzeux éruptifs? dont l'épaisseur varie entre 35 et 40 mètres.

Ces derniers recouvrent un terrain formé de grès à

nummulithes plumbata et *elegans* dont on ignore l'épaisseur et qui représente l'étage *suessonien* (*éocène inférieur*.)

Ils renferment plusieurs nappes d'eau très importantes alimentées probablement au moyen d'une faille qui doit se trouver à l'ouest nord-ouest des bains.

Les côteaux qui entourent l'établissement en forme de cirque ont une altitude moyenne de 140 mètres et sont formés des molasses, marnes et calcaires inférieurs de l'Armagnac.

Les sources de Barbotan sont connues depuis l'époque, romaine, et il existe encore une piscine dite « des Romains » qui est aujourd'hui convertie en lavoir.

La fontaine sulfureuse et la fontaine ferrugineuse ne donnent presque plus d'eau, par suite du mauvais entretien du captage.

« Les sources thermales principales de Barbotan, dit M. Dombrowski (1), qui servent uniquement pour les bains sont captées au pied du côteau nord-ouest.

« Une autre source qui émerge sur le milieu de la vallée est utilisée en douches.

« Il est probable que le bassin souterrain qui alimente les sources chaudes de Dax alimente aussi celles de Barbotan, si différents que soient les degrés de température et de minéralisation, lesquels s'expliquent d'ailleurs par l'éloignement où se trouve Barbotan du foyer principal et par la variété des couches géologiques que l'artère d'eau chaude parcourt.

« La température de la grande fontaine de Dax est de 64 degrés, tandis que la source la plus chaude de Barbotan n'en a que 38 à son griffon ; d'autres descendent à 34, 31 et 15 degrés.

« Il n'y a rien d'étonnant dans cette différence : la source ou les sources, à leur premier débouché à travers le dépôt quaternaire, ont dû nécessairement entraîner de l'argile, puis du sable ; en obstruant leurs bouches, ils les

(1) *Journal d'Histoire naturelle.* Notice sur Barbotan-les-Bains, 1886.

ont multipliées, et la petite vallée devint alors un étang ; puis les eaux s'écoulant lentement favorisèrent la formation de la tourbe.

« La variation thermale et la multiplicité de sources connues et exploitées aujourd'hui s'expliquent par la modification apportée par cette tourbe, qui couvre leurs principales sorties comme ferait une éponge sur une bouche d'eau. Bien que cette matière soit exploitée pour les bains de boues, les mêmes conditions existant donnent lieu continuellement à la formation de cette matière, dont le principal élément serait, d'après moi, la fougère *Polypodium Thelypteris* (Linné), qui y abonde d'une manière remarquable. »

Les sources surgissent à la surface du sol en échauffant le limon noirâtre qui en recouvre la surface.

L'eau en est transparente, limpide, avec une faible odeur d'hydrogène sulfuré ; saveur douceâtre, un peu astringente. La masse liquide est constamment traversée par des bulles de gaz, reconnues par M. Mermet, chimiste de la ville de Pau, pour de l'acide carbonique.

L'opinion de M. Mermet a été contrôlée en 1854 par MM. Lidange et Dutiron (d'Auch), qui ont établi que le gaz dégagé était de l'azote presque pur, avec un centième environ d'acide carbonique.

Avant 1835, on n'avait fait aucune étude sérieuse sur les eaux de Barbotan.

A cette époque, M. Mermet, professeur de physique et de chimie au collège de Pau fit une analyse qui lui donna les résultats suivants.

40 kilogrammes fournirent :

Acide carbonique	12.02
Carbonate de chaux	0.812
— de fer	0.316
— de magnésie	0.042
Sulfate de soude	1.274
Hydrochlorate de soude	0.850
Silice	1.060
Barégine	0.004

L'analyse de M. Mermet ne mentionne aucune trace d'acide sulfhydrique ni d'hydrosulfure.

Quelques années après, MM. Gentrac, père et fils, (de Bordeaux), à l'aide du sulfhydromètre de Dupasquier, reconnurent positivement cette dernière substance.

Depuis ce travail analytique, plusieurs autres ont été exécutés de 1835 à 1854.

M. Alexandre (de Mont-de-Marsan), a constaté dans les sources de Barbotan.

Pour un litre d'eau :

Acide hydrosulfurique......	quantité indéterminée
— carbonique......... ..	0.122
Carbonate de chaux.........	0.021
— de magnésie.....	0.002
— de fer...........	0.031
Sulfate de chaux............	0.002
Chlorure de sodium et de magnésium...............	0.029
Silice et barégine...........	0.020

L'Académie de Médecine, consultée sur la composition des sources de Barbotan, produisit les résultats suivants, dans une analyse exclusivement qualitative :

Silice et oxyde de fer.

Carbonate de chaux.

Muriate de soude.

Sulfate de chaux.

Traces de magnésie.

Matières organiques.

Acide carbonique.

Il existe aujourd'hui deux établissements importants, celui des bains construits vers 1830, et celui des boues qui date de 1890.

L'établissement des bains consiste en un parallélogramme rectangulaire au centre duquel se trouve un grand bassin alimenté par quatre puits artésiens.

Autour du bassin sont disposées des cabines de bains à eau courante d'une température de 38° centigr.

L'établissement des boues affecte la même forme. Au centre, un vaste promenoir élevé par le haut ; sur ce promenoir s'ouvrent des cabines de bains de boues avec doucheries.

Les boues sont réchauffées sans cesse par l'eau de quatre puits artésiens qui jaillissent devant la façade.

Il existe dans le parc plusieurs autres sources ferrugineuses ou sulfureuses utilisées en boisson ou en douches.

L'ensemble des établissements est alimenté par 16 puits artésiens qui donnent un débit total supérieur à 2 millions de litres d'eau jaillissante par jour, variant entre 32 et 40° centigrades.

Ces travaux qui représentent 320 mètres de sondage ont été exécutés en 1889-90 par la maison Billiot (de Bordeaux.)

Les boues de Barbotan sont utilisées avec succès dans le traitement du rhumatisme.

PRÉCHACQ

Petite station thermale des Landes, située à 8 kilomètres de Laluque (chemin de fer du Midi : ligne de Bordeaux à Irun).

On trouve dans cette station des eaux et des boues thermales.

Eaux thermales.

Elles appartiennent à la classe des Indéterminées de Durand-Fardel.

La dernière analyse en a été faite par M. Landry, pharmacien à Dax. En voici le résultat :

Eau : 1.000 — Densité : 1.0019.

Carbonate de chaux...............	0.0801
— de magnésie...........	0.0237

Carbonate de fer	0.0017
— de manganèse	Traces.
— de lithine	Traces.
Sulfate de soude	0.1170
— de magnésie	0.0922
— de chaux	0.4104
Chlorure de sodium	0.2060
— de magnésium	0.0092
Silice	0.0281
Phosphate de chaux	Traces.
Iode	Traces.
Brome	Traces.
Matières organiques	Traces.
	1.0284

La température moyenne de ces eaux est de 58° centigrades. Elles sont légères, transparentes, dépourvues d'odeur et de saveur, dégagent de l'azote, de l'acide carbonique et de l'oxygène en quantité appréciable.

Elles sont surtout utilisées pour l'usage externe, en bains simples.

Elles remplissent d'autre part les piscines dans lesquelles les boues sont portées.

Au point de vue de leur origine et de leurs usages thérapeutiques, celles-ci peuvent être rapprochées des boues de Dax.

L'analyse suivante en a été faite par M. Landry, pharmacien à Dax.

100 grammes de boues évaporées à 100° ont donné :

Eau	50 gr. 50
Carbonate de potasse	Traces.
— de soude	Traces.
— de chaux	4.84
— de lithine	Traces.
Sulfate de potasse	Traces.
— de soude	Traces.
— de chaux	0.62

Phosphates divers..............	Traces.
Chlorure de sodium..............	1.82
Bromure de calcium..............	Traces.
Iodure de calcium...............	Traces.
Fluorure de calcium.............	Traces.
Sulfure de calcium...............	0.58
— de fer..................	1.10
Silice..........................	10.44
Silicate d'alumine...............	17.70
Matières organiques.............	12.60
Perte..........................	0.10
	100.00

Utilisées en applications générales et locales, les boues de Préchacq ont les mêmes indications thérapeutiques que celles de Dax.

Prises au point d'émergence des sources thermales, elles sont portées dans des piscines parcourues par ces mêmes eaux, où leur température peut être réglée entre 34° et 45° centigrades.

SAINT-AMAND

Dans le département du Nord. A dix kilomètres de Valenciennes.

Les thermes de Saint-Amand renferment des boues minérales et cinq sources (dont quatre sulfureuses et une saline).

Sources.

Les sources sont :

1° La fontaine Bouillon. (Elle est la plus ancienne.)

2° La source du Pavillon ruiné.

3° La source Vauban.

4° La Petite Fontaine.

5° La fontaine d'Arras ou de l'Evêque d'Arras (sulfureuse).

Ces eaux sont limpides, leur odeur est celle des œufs pourris. Leur température est de 26° centigrades.

Elles dégagent en abondance du gaz sulfhydrique et du gaz carbonique, jaunissent fortement l'argent en quelques secondes et laissent déposer dans les bassins où elles coulent une matière azotée onctueuse et blanchâtre, qui est la barégine.

Il existe de ces eaux diverses analyses peu différentes les unes des autres. Nous reproduirons celle de M. Pallas, qui donne par litre :

Sulfate de chaux	0.615
— de magnésie	0.445
Carbonate de chaux	0.200
— de magnésie	0.060
Chlorure de sodium	0.050
— de magnésium	0.050
Fer	0.020
Silice	0.010
Total	1.450

Cette eau sert à l'usage interne. La dose ordinaire est de trois à douze verres par jour. On la boit entre ou pendant les repas, soit pure, soit mélangée au lait ou au vin.

Elle serait un puissant auxiliaire de l'action des boues. Elle se prend alors pendant le bain dont elle est le complément presque indispensable.

Boues minérales.

Les boues de Saint-Amand sont constituées par trois lits superposés.

Le lit superficiel est formé d'une terre noire, semblable à la tourbe ; le second est de la marne argileuse ; les deux réunis ont une épaisseur de deux mètres. Le troisième lit est un sable mouvant de deux à trois mètres de hauteur. C'est au travers de ce sable que viennent sourdre, dans un espace de cinq à six cents mètres carrés, une infinité de petites sources sulfureuses qui, détrempant les deux couches superficielles, les transforment en une espèce de bourbier.

Ces boues ont une couleur noire, une odeur sulfureuse.

Elles dégagent, comme les eaux, de l'acide sulfhydrique et de l'acide carbonique qui viennent, en bulles nombreuses, s'ouvrir avec bruit à leur surface.

Leur température est de 26° centigrades.

Pour élever celle-ci, qui est trop basse pour des bains, on a employé différents systèmes.

Les uns consistaient à mélanger la boue avec l'eau chauffée, les autres à faire traverser les cases à boues par des tuyaux remplis d'eau chaude ou de vapeur.

M. le docteur Charpentier se servait d'appareils remplis de sable fortement chauffé qui, placés dans la boue de chaque case une heure avant que le malade y entrât, en élevaient la température de 8 à 10 degrés.

Aujourd'hui on a remplacé le sable par l'eau bouillante. Les boues sont renfermées dans une immense rotonde vitrée. Le bassin boueux que celle-ci circonscrit est divisé en 120 cases ou loges, disposées en séries concentriques et toutes profondément séparées les unes des autres par une forte muraille de ciment. Des piliers légers, posés à chaque angle des cases, soutiennent des rideaux qui cachent le baigneur au moment de l'entrée et de la sortie du bain.

D'après M. Pallas, l'analyse des boues a fourni par kilogramme :

Gaz acide carbonique...............	0.10
Gaz sulfhydrique	0.03
Eau................................	550 00
Carbonate de chaux................	15.69

Carbonate de magnésie............	5.68
Fer............................	14.50
Soufre...........................	2.00
Silice............................	304.00
Matières extractives................	12.20
— végéto-minérales..........	68.80
Perte pendant l'opération.........	27.00
	1000.00

A Saint-Amand, le plus ordinairement la douche précède le bain de boue. En quittant la douche, le malade soigneusement vêtu d'un peignoir de laine, est dirigé vers la case qui lui a été assignée.

Il s'y plonge, selon la partie affectée, jusqu'à la ceinture, aux aisselles ou au cou.

Une fois dans le bain, les malades y font un premier déjeuner, toujours nécessaire, vu la durée du bain ; ils causent, lisent, écrivent, jouent à différents jeux, etc., etc.

La durée du bain varie de une à six heures.

Elle est en moyenne de trois à quatre.

On n'en prend jamais qu'un par jour.

A la sortie de leur case, les malades largement enveppés dans un peignoir de toile et d'une couverture de laine, sont traînés sur des fauteuils roulants jusqu'aux lavoirs latéraux où ils se débarrassent dans un bain simple, de la boue restant adhérente à leur corps.

De là, ils sont conduits dans des chaises à porteurs jusqu'à leur lit où ils achèvent la réaction que le bain a commencée, ou bien, quand la chose est possible, ils vont la compléter par l'exercice et la promenade.

Indications thérapeutiques des boues de Saint-Amand.

Les boues de Saint-Amand sont employées avec succès dans les manifestations articulaires du rhumatisme, dans les névralgies, les névroses, la goutte chronique, les entorses, les atrophies, les rétractions et contractures musculaires, les ankyloses incomplètes et certaines affections cutanées.

Les boues de Saint-Amand seraient encore très utiles contre les paralysies, aussi bien contre celles qui sont consécutives à une affection cérébrale ou médullaire que contre les paralysies rhumatismales, hystériques ou qui succèdent à un affaiblissement général de l'organisme comme on en voit après la fièvre typhoïde, le typhus, le choléra, la fièvre jaune, etc.

Dans les cas de paralysie cependant, on ne se contente pas seulement d'employer le bain de boues, on y associe l'électrothérapie et les douches.

—

Il existe en France d'autres stations qui ne sauraient être considérées comme des *stations de boues thermales* et dans lesquelles on emploie sous forme de topiques, soit de l'argile mélangée à l'eau thermale, soit les conferves des sources. Telles sont : *Néris*, *Bourbonne-les-Bains*, *Bourbon-Lancy*, *Balaruc-les-Bains*, *Montbrun-les-Bains*.

L'application des conferves, comme topique, a été à une certaine époque très en faveur à *Néris*, et la vogue qu'eût cette méthode doit surtout être attribuée à de Laurès qui publia sur ce sujet un mémoire très intéressant couronné par l'Académie de médecine.

Aujourd'hui ce mode de traitement est presque tombé en désuétude et il est devenu tout à fait accessoire dans la station. Néanmoins, il est encore utilisé dans certains cas et les résultats obtenus sont excellents.

« Le mode d'emploi des conferves, dit le docteur « *Morice* (1) est, en dehors du cataplasme dont l'applica- « tion est souvent difficile, la friction ou le bain local de « conferves.

« La friction est faite avec la main. C'est en même « temps un massage : on opère soit dans le bain, soit « après le bain, en ayant soin de continuer ces frictions,

(I) Etude descriptive des Eaux de Néris-les-Bains. Paris, Octave Doin, 1888.

« jusqu'à ce que la plante se désagrège entièrement sous « l'effort de la main. Le bain local se donne surtout pour « les extrémités et doit se composer absolument d'un « magma de conferves. »

A *Bourbonne-les-Bains*, la boue minérale qu'on retire du fond des puisards est employée quelquefois en topique, comme agent dissolvant et résolutif dans les raideurs articulaires et dans différentes tumeurs (1).

A *Bourbon-Lancy*, on utilise les conferves des puits selon la méthode de *Néris*.

« Ces conferves dit Glénard (2), d'un beau vert éme- « raude foncé, sont très abondantes ; elles revêtent les « parois des puits dans toute leur étendue et profondeur ; « avec leurs innombrables bulles d'air qui brillent au so- « leil, elles y forment comme un tapis qu'on aurait semé « de perles ; de la surface plane des gradins de ces puits, « elles s'élèvent quelquefois à une hauteur de 15 à 20 « centimètres et ressemblent alors à de véritables petites « plantes pourvues de tiges et de rameaux.

« Ce ne sont cependant que de petites masses d'une « matière glaireuse adhérente par quelques points à la « pierre et qui sont distendues dans divers sens par des » gaz qu'elles ont emprisonnés et qui tendent à s'échap- « per.

« Ces petites masses, lorsque le gaz s'y est accumulé en « quantité suffisante, cèdent à ses efforts, se détachent de « la pierre et gagnent avec lui la surface de l'eau, où « elles s'altèrent peu à peu. »

« Les boues de *Balaruc*, dit le docteur Planche (3), « sont constituées par des matières argileuses que l'on ra- « masse dans le canal de déversement du trop-plein de la

(1) La cure thermale de Bourbonne-les-Bains, par M. E. Bougard. Paris, A. Delahaye et E. Lecrosnier, 1884.

(2) Eaux thermales et minérales de Bourbon-Lancy, par M. A. Glénard. Paris. J. B. Baillière, 1881.

(3) Balaruc-les-Bains, au point de vue de ses indications thérapeutiques. Montpellier, 1881.

« source thermale (chlorurée-sodique). On les accumule « dans un grand bassin dans lequel l'eau thermale est « obligée de passer pour se perdre au dehors.

« Ces boues s'imprègnent de tous les sels minéralisateurs « qui sont en dissolution et en suspension dans l'eau ther- « male ; on en fait des cataplasmes que l'on pose sur la « lésion elle-même ; on a le soin de les imbiber toutes « les cinq ou dix minutes avec l'eau thermale, ayant sa « température native ».

« On peut encore dans certains cas en augmenter l'ac- « tion résolutive par l'association des eaux-mères prove- « nant des salines environnantes. Après l'usage de ce « moyen balnéothérapique, suivant les effets que l'on veut « obtenir, on est dans l'habitude de faire prendre un bain « ou une douche. »

« La durée de l'application de la boue est d'une demi- « heure ou d'une heure ».

Nous ajouterons que ce traitement par les boues est absolument secondaire et accessoire dans la station de *Balaruc* et que la véritable caractéristique de cette station est la médication *purgative, stimulante* et *réso-lutive* par ses puissantes eaux chlorurées-sodiques.

FRANZENSBAD

La station de Franzensbad, appelée originairement **Kaiser-Franzensbrunn** est située dans la Bohême occidentale, à 4 kilomètres de la vieille ville d'Eger, au milieu des prolongements de l'Erzgebirge, du Fichtelge-birge et du Böhmerwald (forêt de Bohême) à 450 mètres au dessus du niveau de la mer.

La station thermale est reliée en tous sens au réseau des chemins de fer européens par la ligne saxon-ne, par deux lignes principales de l'Etat bavarois, par la ligne Buschtehrader et la Kaiser-Franz-Josef-Bahn.

Sources minérales.

Franzensbad possède douze sources minérales, une source gazeuse d'acide carbonique et des boues minérales ferrugineuses.

Les sources sont :

La **Franzensquelle** (source de François).
La **Salzquelle** (source saline).
La **Wiesenquelle** (source de la prairie).
La **Louisenquelle** (source de Louise).
Kalter-Sprudel (source froide bouillonnante).
La **Neuquelle** (source nouvelle).
Dr **Loimannsquelle** (source du Dr Loimann).
La **Stahlquelle** (source d'acier).
La **Mineralsaüerling** (source minérale acidulée).
La **Stéfaniequelle** (source Stéphanie).
La **Herkulesquelle** (source Hercule).
La **Nataliequelle** (source Nathalie).

Les eaux minérales de Franzensbad appartiennent aux eaux alcalines salées.

Leur goût est piquant, salé et amer.

Leur température est de 8°5 à 10° Réaumur.

Trois sortes de bains sont employés à Franzensbad : les bains d'eau minérale, les bains de gaz, les bains de boue.

Bains d'eau minérale. (*Mineralwasserbäder*).

Les différences légères qui existent dans la composition chimique des différentes sources n'ont pas la moindre importance au point de vue de l'action des bains.

Ce qui est capital, quant à l'intensité de l'excitation provoquée, c'est la manière dont on fait agir l'acide carbonique libre contenu dans l'eau minérale sur la surface cutanée.

Cette action dépend du procédé employé pour chauffer le bain. Or, cette dernière opération s'effectue par l'un des deux procédés suivants.

1° *Procédé de Pfriem.* Il consiste à faire pénétrer, à travers un orifice placé près du fond de la baignoire, un jet de vapeur chaude directement dans l'eau minérale. Par ce procédé, on obtient un dégagement lent d'acide carbonique pendant toute la durée du bain.

Les bains de **Pfriem** sont généralement employés au début de la cure et à titre de transition aux bains plus forts.

2° *Procédé de Schwarz.* Dans la méthode de Schwarz (Schwarzisches-Bad), l'eau est amenée dans une baignoire en cuivre à double fond. Un tuyau pourvu d'un robinet qu'on ferme à volonté fait arriver la vapeur d'eau dans l'interstice du double fond. La température s'élève de 10 à 12 degrés Réaumur jusqu'à 26 ou 28 en trois ou quatre minutes, et l'on arrête alors le jet de vapeur.

L'eau ainsi chauffée par la simple transmission du calorique s'altère à peine.

Un bain de **Schwarz**, appelé aussi *Bain d'Acier* est clair, limpide et effervescent.

Le corps plongé dans l'eau est couvert d'innombrables bulles de gaz qui s'attachent à lui, le sillonnent en tous sens comme de petits traits, en bruissant, ou viennent éclater en pétillant à la surface du bain.

La rougeur intense de la peau au sortir du bain est une preuve de l'excitation opérée par l'acide carbonique. C'est cette congestion cutanée qui cause le sentiment de bien-être que l'on éprouve au sortir du bain.

L'action stimulante des bains de **Schwarz** est extrêmement puissante et de beaucoup supérieure à celle des bains de **Pfriem**.

Bains gazeux. (*Gasbäder*).

L'acide carbonique qui s'échappe en grande abondance et avec grand fracas d'une source appelée autrefois **Polterbrunnen** (**Source tonnante**) et située près de la **Franzensquelle** est utilisé pour les bains gazeux. On prend ces bains assis et tout habillé.

Au-dessus du point d'effusion du gaz, on a élevé un pavillon à plusieurs compartiments. Parmi ces derniers, deux plus considérables sont destinés aux bains collectifs, et deux plus petits sont disposés en cabines particulières.

Dans les grandes cabines à bains collectifs, des sièges sont disposés à des hauteurs variables; et à une hauteur déterminée, se trouve un tube de dégagement destiné à laisser écouler le gaz qui remplit les couches inférieures. De cette façon, les malades qui se trouvent dans la salle respirent, dans l'attitude droite de la tête, de l'air respirable, tandis que le reste du corps est plongé dans l'acide carbonique qui pénètre à travers les tissus des vêtements.

La durée d'un bain est habituellement de 10 à 15 minutes pour les personnes faibles et irritables. Ceux qui ont une nature torpide et peu sensible vont jusqu'à 25 minutes. L'acide carbonique est encore administré, sous forme de douches locales, sur les régions malades.

Les bains de gaz sont rarement employés seuls, mais ils sont souvent un puissant auxiliaire de la cure.

Bains de boues. (*Moorbäder*).

La vallée au milieu de laquelle se trouve située la station de **Franzensbad** est constituée par le lit d'un bassin d'eau douce ou d'un lac qui s'est désséché.

Le marais de **Franzensbad** présente plusieurs couches. Au-dessous de la superficielle qui est formée de terre boueuse on trouve une légère couche d'argile fine, mêlée de sable d'une épaisseur de 5 à 6 pouces ; puis une couche de graviers épaisse de 3 à 12 pieds, puis enfin une argile mélangée de schiste bleu-gris à filets d'argent (Dr **Cartellieri**).

Le Docteur **Kœstler** (1) dit dans sa dissertation sur le Kammerbülh : « Ces restes durcis de volcan qui se trou-« vent là en grandes masses sont une preuve de la force « naturelle qui continue sa réaction contre la croûte so-« lide par le jaillissement des eaux minérales et des gaz « minéraux », ce qui semblerait indiquer le rapport entre le bassin primitif d'eau douce et les produits des révolutions volcaniques. Les sources minérales qui se trouvaient en grand nombre au fond du lac se mêlaient à ces eaux qui émergeaient du sol. Mais après le dessèchement du lac, les sources en se répandant sur le sol couvert de tourbe et de plantes aquatiques donnèrent lieu peu à peu à un règne végétal qui dans ses métamorphoses rétrogrades, fournit au marais des éléments qui renferment les mêmes propriétés minérales que les eaux elles-mêmes.

Cette tourbière a une superficie moyenne de 4 kilomètres de long sur 1 kilomètre de large, et sa profondeur varie de 0,06 à 5 mètres.

Elle forme un immense dépôt qui s'étend de l'ouest à l'est le long de la Schlada, à l'extrémité sud de la ville. « La surface du terrain boueux, dit **Boschan** (2) est par « places entièrement privée de végétation. Dans ces pla-« ces, après une pluie abondante, le terrain oscille sous le « pas du voyageur ; il offre une coloration tantôt noire « comme du charbon, tantôt rouge-brunâtre, et il est « assez souvent humecté par un liquide jaunâtre. Au « contraire, lorsque l'atmosphère est sèche et chaude, il

(1) Ein Blick auf-Eger. Franzensbad. Wien 1847.

(2) Essais sur les bains de boue ferrugineuse et saline de Franzensbad par le docteur Fredéric Boschan (Leipzig 1852).

« présente çà et là une croûte saline vert-jaunâtre ou « brune-jaunâtre de 2 à 3 lignes d'épaisseur.

« En d'autres endroits, la surface du terrain boueux « est constituée par une couche de terre végétale ou « d'humus de 1/2 pied au plus d'épaisseur. On y rencontre « des plantes qui aiment l'humidité telles que les gluma- « cées, certaines graminées, les cypéracées et en particulier « des carec et des poa ; on y trouve encore des joncacées, « des mousses foliacées et enfin un certain nombre de « plantes cosmopolites qui poussent partout ; mais ce « terrain est, en résumé, peu garni de végétaux.

« La couche la plus superficielle du marais lui-même « qui a 1 pied à 1 pied 1/2 d'épaisseur, ressemble plus « ou moins à la terre boueuse déjà décrite et répond à ce « que l'on appelle **Abraum** qui se rencontre dans toutes « les tourbières.

« Cette couche située immédiatement au-dessous de « l'humus diffère des parties inférieures du dépôt de « boues, non seulement par sa plus grande homogénéité « et sa texture plus lâche, mais encore par ses éléments « chimiques. Les couches plus profondes du terrain « boueux manifestent leur origine végétale par un tissu « fibreux plus prononcé.

« Plus la couche est profonde, plus sa coloration pa- « raît généralement claire. La boue récemment extraite « des parties profondes a une couleur brun-clair ou jau- « ne-grisâtre, elle est grasse au toucher, a une odeur « hépatique et en même temps un peu acidule ; enfin elle « a la consistance et la texture de la tourbe herbacée ou « gazonneuse de la tourbe à brûler.

« Dans cette couche profonde on trouve çà et là des « amas de mousses, des plantes rhizophiles articulées, « des joncs, des calamus dont les feuilles, les tiges et « les racines peuvent se distinguer.

« A la profondeur de 10 à 17 pieds, c'est-à-dire au « fond du dépôt boueux, on trouve des troncs nombreux,

« et couchés, principalement de bouleaux, mais aussi de « saules, de trembles, de sapins et de chênes.

« Les couches de boues inférieures présentent çà et « là un mélange de sable et d'argile grise-bleuâtre. Ces « couches paraissent avoir été déposées pendant la for- « mation du sol boueux par les eaux stagnantes prove- « nant d'inondations successives.

« Pour parcourir la surface du marais, sans s'enfoncer « profondément, on met à profit de petites éminences « de terre semblables à des taupières qui s'élèvent à la « surface du sol et que l'on appelle *Bullen*. On saute de « l'une à l'autre de ces éminences et l'on progresse ainsi « sur le marais. »

De nombreuses sources ferrugino-alcalines riches en sulfate de soude, jaillissent dans l'étendue de la tourbière.

Ces sources nourrissent les substances marécageuses, font varier et développer les éléments chimiques et donnent lieu à des produits fort intéressants.

Nouvellement extraite, la boue de Franzensbad est d'une couleur allant du gris jaune au brun clair. Elle donne au toucher une sensation de mollesse humide et spongieuse.

Elle possède une saveur acidulo-saline, astringente et une légère odeur d'hydrogène sulfuré.

Exposée à l'air, elle devient très rapidement noire.

Analyses chimiques de la boue de Franzensbad.

Il existe trois analyses de la boue de Franzensbad. La première est due à *Trommsdorf* (1819), la seconde à *Radig* (1836) et la troisième au docteur *Paul Cartellieri* (1856).

1° *Analyse du Professeur Trommsdorf.* — Cette analyse est incomplète : elle est simplement qualitative.

I. Fibres végétales non décomposées, dont le tissu organique se reconnaît en partie.

II. Parties solubles.

Solubles dans l'eau.

a) Matière extractive végétale, riche en carbone et colorant en jaune.

b) Sulfate de chaux.

c) Sulfate de magnésie.

d) Sulfate de fer.

e) Sulfate d'alumine.

Solubles dans l'alcool : Matières extractives bitumineuses.

III. Parties insolubles :

a) Alumine.

b) Oxyde de fer.

c) Sable fin.

2. *Analyses de Radig.*

Elles comprennent la boue prise à la superficie et la boue prise à une profondeur de 2 m. 30.

1° *Boue de la superficie.*

Pour 1000 parties.

A. Matières solubles dans l'eau :

Sulfate deprotoxyde de fer.......	24.82114
— de manganèse...........	0.08382
— de chaux................	4.97540
— d'alumine................	4.78881
— de magnésie............	2.65502
— de strontiane............	0.19624
— de lithine................	0.06107
— de soude.,..............	38.06831
Chlorure de sodium.............	10.03918
Phosphate de chaux....	0.01689
Silice............................	1.23459
Matière gommeuse..............	0.21278

Acide humique avec matières extractives et tannin............	20.93607
Eau de cristallisation...........	3.99033
Perte........................	0.00726
	112.6869

B. Matières solubles dans l'alcool :

Ulmine résineuse ou humus.....	37.61594

C. Matières solubles dans l'acide chlorhydrique :

Protoxyde de fer................	88.50328
— de manganèse........	0.49640
Magnésie.....................	14.34928
Alumine......................	29.58732
Silice avec un peu de charbon....	42.84392
Sulfate de chaux...............	10.88096
Phosphate de chaux............	3.67232
Substances végétales...........	62.14066
	252.47054

D. Matières solubles dans l'ammoniaque :

Acide humique ou ulmine........	123.26123

E. Matières insolubles :

Sable grossier..................	50.23957
Substances végét. non détruites..	423.39044
	473.63000
Ont échappé à l'analyse.........	0.33537
	1000.00000

2° *Boue de la profondeur*

Pour 1000 parties.

A. Matières solubles dans l'eau :

Sulfure de sodium...............	7.87990
Chlorure de sodium.............	3.19000

Acétate de soude	6.19000
Sulfate de soude	11.37110
Soude combinée avec l'acide humique	7.99000
Silice	0.28800
Sulfate de lithine	0.01129
— de magnésie	2.21733
— d'alumine	4.59890
— de chaux	0.40470
— de strontiane	0.03726
Acide humique	31.36400
Eau de cristallisation	10.50000
Perte dans l'analyse	1.62212
	87.72100

B. Matières solubles dans l'alcool :

Humus résineux	33.4300

C. Matières solubles dans l'acide chlorhydrique :

	Protoxyde de fer combiné avec l'acide humique	19.67032
	Protoxyde de manganèse	4.35500
	Alumine	4.69390
	Magnésie	1.10990
	Chaux	1.54120
	Sulfate de chaux	6.07070
	Phosphate de chaux	1.89530
	Sulfure de fer	5.07480
	Silice	6.65810
	Substances végétales	17.45000
		69.51922
D.	Acide humique	175.66900
E.	Sable	81.00000
	Particules végétales grossières	551.68000
	Perte	1.99078
		1000.00000

3° *Analyses du docteur Paul Cartellieri.*

Elles comprennent la boue fraîchement extraite du marais et celle qui est laissée en monceaux jusqu'à la saison des bains.

1° *Boue fraîche.*

A. Matières solubles dans l'eau :

Sulfate de potasse	0.3602
— de soude	8.6101
— de magnésie	2.7961
— d'alumine	3.7069
— de chaux	7.0372
Protosulfate de fer	3.7989
Acide silicique	0.7405
— de source	7.3006
Autres substances organiques	0.0311
Eau en combinaison	0.1311
Perte	1.7953
	35.3254

B. Matières insolubles dans l'eau :

Phosphate de fer	26.9225
Bisulfure de fer	162.2449
Soufre libre	23.4707
Acide silicique	0.7333
Soude, alumine, chaux et magnésie	8.4037
Acide humique	166.0000
Cire et bitume	28.0000
Substances non analysées	5.8666
Résidus organiques	542.6666
Perte	0.3573
	1000.0000

2° *Boue en monceaux* (oxydée).

A. Substances solubles dans l'eau :

Sulfate de potasse................	0.1958
— de soude.........	11.4600
— de magnésie...............	1.2411
— de chaux..................	26.8954
— d'alumine.................	7.9358
Protosulfate de fer...............	97.7803
— de manganèse......	0.5693
Acide sulfurique des bisulfates....	47.0590
— silicique..................	0.5894
— de source.................	28.1863
Autres substances humiques......	20.4407
Eau en combinaison.............	0.1859
	252.4390

B. Substances insolubles dans l'eau :

Phosphate de fer................	1.8463
Bisulfure de fer..................	28.4522
Sulfure de fer....................	3.5433
Soude..........	7.1348
Magnésie.......................	1.3743
Alumine........................	2.8485
Chaux..........................	1.2239
Strontiane......................	0.3956
Acide silicique..................	2.3036
— humique...................	421.0572
Substances céroïdes..............	18.4166
— bitumineuses..........	25.4999
— non analysées.........	79.7352
— végétales.............	153.7296
	1000.0000

Mode de préparation de la boue pour les usages balnéaires.

Chaque année, en automne, vers la fin du mois de septembre, la boue nécessaire pour la saison suivante est extraite de la tourbière, retournée par mottes, et laissée pendant six mois au moins, sur des sortes de plans inclinés, à l'air atmosphérique et à toutes les intempéries.

Elle finit par constituer une masse noirâtre, homogène, donnant au toucher la sensation du lard, d'une saveur fortement acidulée, saline, très astringente.

Avant de l'employer, on la retourne et on la travaille de nouveau : on la purge des parties grossières qu'elle peut encore contenir, telles que racines et petites branches ; on la rend plus ténue au moyen de bêches et on la prépare ainsi pour les usages balnéaires.

La boue transportée dans les établissements est d'abord divisée en petits fragments au moyen d'un moulin et passée ensuite au tamis.

On la jette dans une grande cuve en y ajoutant de l'eau minérale (de la Luisenquelle) et on chauffe à la vapeur jusqu'à ce que l'on ait obtenu la consistance de la bouillie.

Au moyen de cette vapeur, la température de la boue est portée en un quart d'heure à 80° Réaumur.

Des trous percés dans le fond du récipient laissent couler cette bouillie dans des baignoires à roulettes que l'on fait avancer sous la cuve, après avoir préalablement versé dans celle-ci une certaine quantité de boue fraîche et froide.

Une fois que la quantité de boue nécessaire s'est écoulée de la cuve dans la baignoire, on retire celle-ci, on agite ensuite la masse et on la pétrit jusqu'à ce qu'elle ait atteint le degré de consistance et la température exigés pour le bain.

Pour un bain de boues de consistance moyenne, il

faut de 160 à 180 livres de boue froide et chaude, et 260 litres d'eau de la Luisenquelle.

Suivant leur consistance, les bains de boues : sont dits clairs (**Dunn**), moyennement épais (**Mitteldick**), et épais (**Dick**).

Plus ils sont épais, plus grande est leur portée d'action. Leur température habituelle est de 32 à 35° centigrades. Leur durée moyenne est de 15 à 20 minutes.

Cure par les bains de boues.

Au début et à titre préparatoire, le malade prend en général deux ou trois bains minéraux de la **Luisenquelle.**

A partir du quatrième jour, il prend alternativement un bain de boue et un bain minéral. Il se repose le troisième jour pour recommencer ensuite dans les mêmes conditions.

Après une semaine environ, le bain minéral est remplacé par le bain d'acier (*bain de Schwarz*) très chargé d'acide carbonique et très tonique. On alterne alors le bain de boues et le bain d'acier.

Pendant la dernière quinzaine, le malade prend souvent deux bains de boues de suite, et le troisième jour un bain d'acier.

Ordinairement, le bain de boues ne se prend que de deux jours l'un. Parfois cependant, selon les circonstances, on ordonne aux malades de prendre deux bains et même trois bains de boues de suite.

Un intervalle d'un jour est surtout nécessaire pour les femmes dont la peau est délicate, et chez lesquelles l'usage quotidien de cette sorte de bains pourrait produire des excoriations.

Les premiers bains de boues sont en général moins consistants, moins chauds et moins longs que les suivants. De cette façon, le malade s'habitue graduellement à l'impression toute particulière qu'ils produisent sur le corps, principalement sur la poitrine et l'abdomen.

Avant de mettre le malade dans le bain, la boue est bien remuée en tous sens, afin que toutes les parties de la masse boueuse offrent la même température.

Le bain de propreté, tenu tout prêt à côté de la baignoire à boues, est d'un degré moins chaud; car il se refroidit toujours un peu jusqu'au moment où il est utilisé.

Le malade entre dans le bain de boues tout nu, et il y prend la position demi-couchée, de façon que la bouillie n'arrive qu'au-dessus de la partie inférieure du corps, en laissant à découvert la partie supérieure. Il y plonge aussi les mains et reste tout à fait immobile au commencement.

Les personnes qui sont sujettes aux congestions, aux étourdissements, aux suffocations, et celles sur lesquelles les gaz qui se dégagent de la boue, en émettant une odeur pénétrante particulière, produisent une impression désagréable, font couvrir la baignoire avec un drap de façon à ce que la tête et la partie supérieure du corps émergent au-dessus de ce drap.

Par cet artifice, les vapeurs qui s'échappent du bain ne viennent pas impressionner désagréablement l'organe de l'odorat.

Ceux qui sont prédisposés aux congestions se font, pendant le bain, mouiller la tête à plusieurs reprises avec de l'eau froide ou s'y font appliquer une compresse froide que l'on renouvelle souvent.

Pendant la durée du bain, on recommande aux malades de faire de légers mouvements avec les mains et les pieds, afin de mettre sans cesse de nouvelles couches de boue en contact avec la surface du corps.

Lorsque le temps fixé pour la durée du bain de boues est écoulé, le malade se lève, et en se tenant debout dans la baignoire, il détache avec la main la boue qui adhère à la peau et se nettoie ensuite en se faisant verser de l'eau tiède sur le corps.

Il prend ensuite un bain de propreté ; mais il ne reste dans ce dernier que juste le temps nécessaire pour achever de se nettoyer complètement, cinq minutes environ.

Après le bain de boues, on conseille au malade de bien se couvrir et de garder le repos pendant quelque temps, pour favoriser la réaction naturelle du bain.

Le moment le plus favorable pour prendre le bain est le matin, quelque temps avant le déjeuner.

Dès que le malade a pris le bain, on lui ordonne généralement de se coucher ou de s'étendre sur une chaise longue.

La prostration qui suit le bain est telle que le malade a le plus souvent grand peine à se mettre au lit.

Manuluves. — Pédiluves de boues.

On prépare aussi des manuluves et des pédiluves avec la boue minérale.

Dans les seconds, la jambe doit immerger dans le bain jusqu'au genou.

Dans les premiers, le bras doit entrer dans la boue jusqu'au coude.

Ces bains se prennent habituellement dans la soirée : leur durée varie entre une demi-heure et une heure.

Lorsque le temps prescrit est écoulé, on enveloppe avec de la flanelle le membre malade après l'avoir bien lavé et séché, et le malade se met au lit pour se reposer.

Cataplasmes de Boues.

Dans certaines affections, on fait usage des cataplasmes de boues.

On prépare les topiques de ce genre en ajoutant à la

boue sèche la quantité d'eau minérale suffisante pour lui donner la consistance d'un cataplasme ordinaire, c'est-à-dire la consistance de bouillie.

Cette bouillie, qui ne doit être ni trop épaisse ni trop liquide, est placée dans des sachets de toile que l'on applique sur la région malade.

Le cataplasme doit être aussi chaud que le malade peut le supporter. Cependant lorsque le lieu d'application se trouve dans le voisinage de la tête, on a soin de diminuer la température.

Le cataplasme est placé à nu sur les régions douloureuses, et on le recouvre d'une pièce de toile pour préserver le linge de taches de rouille.

On le renouvelle tous les quarts d'heure.

La durée de la fomentation est de 15 à 30 minutes.

L'opération terminée, on recouvre la partie malade, pendant une demi-heure, avec de la flanelle.

Habituellement les applications locales de boues se font de 5 à 6 heures du matin pendant que le malade est au lit. (Les malades faibles et délicats sont autorisés à prendre avant l'opération une tasse de bouillon ou de thé).

Elles se font encore une heure avant ou après le bain, ou aux approches du second déjeuner.

Phénomènes éprouvés pendant la durée du bain.

D'ordinaire, dit le docteur **Fellner** (1), les dames éprouvent tout d'abord, à la vue de cette bouillie noire, une certaine répugnance qu'heureusement elles ont bientôt surmontée et elles se trouvent tellement bien dans le bain qu'elles n'en sortent plus qu'à regret.

On repose si agréablement dans cette masse molle et chaude qui entoure le corps de toutes parts, en s'adaptant

(1) Les eaux et les bains de boue minérale de Franzensbad et leur action dans les maladies des femmes, par le docteur **Léopold Fellner**, médecin des eaux de Franzensbad (Vienne 1872).

à tous ses contours, que l'on croit être couché dans du duvet. Une douce température enveloppe le baigneur en même temps que la chaleur naturelle est ramassée et retenue autour de lui par le milieu dense qui l'environne. Ça et là une bulle de gaz qui s'échappe serpente le long du corps avec un léger bruissement et produit sur la surface cutanée une impression fugitive de chatouillement et de picotement. Le frottement à chaque mouvement, la pression de l'enveloppe formée par la boue causent également une impression de bien-être général.

Si la boue est trop épaisse ou si elle enveloppe le corps jusqu'au-dessus de la poitrine, on éprouve de l'oppression, des étouffements, de l'angoisse.

De grandes quantités d'acide carbonique mises en liberté produisent les mêmes troubles.

Si la température est trop élevée, elle occasionne des bouffées de chaleur, des palpitations de cœur, de l'excitation générale, etc., etc.

L'action des bains de boue dans leurs effets immédiats et consécutifs se manifeste de la façon suivante. D'un côté, la peau est excitée dans ses ramifications nerveuses par le contact et par le frottement des éléments minéralisateurs de la boue ; la circulation est activée vers les régions extérieures ; la chaleur et l'élasticité cutanées sont accrues.

D'un autre côté, le tégument devient plus rude, plus ferme ; il brunit et se dépouille de son épiderme, et les muqueuses de leur épithélium.

Les douleurs sont soulagées, les articulations raides et immobiles reprennent un peu de leur ancienne flexibilité. Les mouvements de l'estomac et de l'intestin sont accélérés, l'appétit devient vif, la sécrétion urinaire plus abondante.

Après le bain, on se sent léger, libre, à son aise, fortifié, assoupli ; la respiration est plus facile, plus abondante, la chaleur naturelle est augmentée. De 24° à 27° R.

(tièdes), les bains de boue ont en général une action sédative, excellente contre les douleurs.

De 28° à 30° R. (chauds), ils agissent comme excitants ; ils produisent l'accélération du pouls, des palpitations cardiaques, du vertige, de la congestion et peuvent occasionner de fâcheux accidents chez les malades prédisposés aux hémorrhagies ou aux congestions cérébrales et pulmonaires, etc., etc.

Durée du Traitement.

La durée du traitement est en moyenne de six semaines.

Le nombre de bains varie entre 28 et 36.

Le malade termine généralement sa cure deux jours avant son départ de la station.

Indications thérapeutiques des Boues de Franszensbad.

Elles sont en général indiquées toutes les fois qu'il s'agit de combattre l'atonie de l'organisme et de stimuler la nutrition.

On les emploie en particulier :

a) Dans les affections chroniques du tube digestif.

b) Dans les troubles du système nerveux qui se traduisent par des anesthésies, des hypéresthésies, des névralgies, des spasmes et des paralysies, et particulièrement quand ces troubles ont leur siège dans le système nerveux périphérique ou lorsqu'ils reconnaissent pour cause l'hystérie.

c) Dans les affections chroniques de la peau, (purpura, lichen, prurigo, urticaire, pityriasis), etc., etc.

d) Dans l'anémie, la chlorose, la scrofulose, la cachexie palustre.

e) Dans les processus goutteux et rhumatismaux, à l'état chronique seulement.

f) Dans les affections chroniques du système génital de la femme (anomalies de la menstruation, endométrite chronique, métrite, ovarite, vices de conformation et de position de l'utérus, exsudats péri et paramétritiques.

Contre-indications des boues de Franzensbad.

D'après le docteur **Carl Klein** (1) la cure par les bains de boues est contre-indiquée d'une façon absolue et ne doit être suivie qu'avec de très grands ménagements dans les cas suivants :

1° Quand il y a une certaine tendance aux congestions actives et aux hémorrhagies de certains organes.

2° Dans les affections du cœur et des vaisseaux.

3° Dans toutes les affections aiguës.

4° Dans les affections chroniques qui s'accompagnent d'exacerbations fébriles, tuberculose, fièvre intermittente, etc., etc.

5° Dans les cas de grossesse avérée ou quand seulement il existe le moindre soupçon de grossesse.

6° Pendant la période menstruelle, sauf de rares exceptions.

Association de la cure interne aux bains de boues.

Le plus souvent on associe la cure interne aux bains de boues, et dans les conditions suivantes :

Tous les jours, le matin au réveil, le malade prend une cuillerée à café de sel de Carlsbad (*Sprudelsalz*) dans de l'eau chaude.

Pendant le jour il absorbe de un à trois verres de la **Salzquelle** (purgative) ou de la **Wiesenquelle.**

Bains de boues dans les maladies des femmes.

Le traitement des affections utérines par le bain de boues a pris, depuis quelques années, à Franzensbad, une

(1) Les agents du traitement de Franzensbad et de l'efficacité des bains de boue dans les maladies des femmes par le docteur **Carl Klein**, médecin consultant à Franzensbad (Franzensbad-1890.)

telle importance qu'il constitue aujourd'hui presque la spécialisation de cette station, tandis que la cure des affections rhumatismales est reléguée au second plan.

Le docteur **Carl Klein** (1) a fait une étude très approfondie et très savante à la fois des affections utérines traitées à Franzensbad et c'est de sa brochure que nous extrayons les indications qui suivent.

Elles sortent, à vrai dire, de notre cadre et néanmoins nous croyons qu'elles trouvent ici leur place.

Cette thérapeutique spéciale est, en effet, presque inconnue en France. On a bien fait quelques essais, publié quelques observations, mais celles-ci sont encore peu nombreuses.

En relatant les procédés utilisés à Franzensbad dans la cure des affections utérines nous croyons être utile à nos confrères des stations à boues minérales de France : c'est une voie thérapeutique nouvelle dans laquelle ils pourront obtenir de très bons résultats.

Le bain de boues agit de deux façons différentes :

1° A titre tonique, contre les symptômes secondaires que l'on rencontre dans les affections utérines : il agit dans ce cas sur l'hématopoïèse et sur les échanges nutritifs : 2° A titre de modificateur local, par une action directe sur les organes génitaux malades.

Comme exemple de cette influence curative directe, le docteur **Klein** cite l'action du bain de boue sur la *subinvolution de l'utérus après l'accouchement*. Si le phénomène physiologique de la régression utérine se trouve interrompu par une cause quelconque, le bain de boue rétablit, peu de temps après son emploi, l'évolution normale de l'involution, en provoquant une sécrétion analogue aux lochies.

Dans l'*hyperplasie utérine*, quand le tissu s'est déjà organisé en partie (infarctus chronique), de même que dans le cas d'inflammation chronique de l'organe, le bain de boues exerce une action révulsive, et par le fait d'une

(1) Loc. cit.

fluxion méthodique, il amène le relâchement des tissus indurés, la résorption des produits d'exsudation et rétablit ainsi la métamorphose régressive.

Les *catarrhes chroniques de l'utérus et du vagin* peuvent guérir par l'emploi exclusif des bains de boues sans l'aide d'aucun traitement local.

Les *métrites anciennes*, les *endométrites*, qui s'accompagnent d'épaississement de la muqueuse ou de végétations saignantes (*endométrite hémorrhagique*) sont très heureusement influencées par le bain de boues.

Cependant l'auteur reconnaît que le malade a toujours grand profit à fait précéder la cure thermale d'un traitement local intra-utérin. Cette façon d'agir lui semble de beaucoup préférable à celle qui consiste à mener ce traitement de front avec le traitement thermal.

Quant aux douches vaginales, très vantées dans certaines affections contre ces états particuliers de l'utérus, l'auteur les repousse absolument « *comme plutôt nuisibles qu'utiles* » *car dans les cas d'exsudats péri-utérins* notamment, *elles déterminent le plus souvent les effets les plus néfastes*.

Parmi les maladies heureusement influencées par les boues de Franzensbad, signalons encore, avec le même auteur, *l'ovarite chronique*, *les exsudats chroniques péri-utérins et péri-ovariens*.

Souvent dans le traitement thermal de ces affections on voit survenir une certaine excitabilité qui est en rapport avec le siège de l'affection. L'exploration interne révèle un ramollissement et un relâchement des produits inflammatoires.

Cette fluxion locale est un effet immédiat des bains, elle est nécessaire pour amener la résorption.

Les *vices de forme* et de *position* de l'utérus ne guérissent pas assurément par les bains de boue. Cependant M. Klein dit qu'on obtient une amélioration notable des phénomènes subjectifs par ce fait que l'état inflammatoire de l'utérus qui coexiste toujours sera amélioré.

Par leur action tonifiante, les bains de boues amélioreront encore l'*aménorrhée* et la *dysménorrhée*.

Dans les cas de *fibrome* et de *végétations polipoïdes*, on ne constate pas d'action directe du bain de boue sur le néoplasme mais souvent les hémorrhagies diminuent après la cure thermale.

Les *métrorrhagies* liées à *l'endométrite hémorrhagique* sont considérablement améliorées et diminuent sensiblement sous l'influence d'une cure par les bains.

Dans certaines formes de *stérilité* ainsi que dans les *avortements répétés*, quand ces derniers ne sont pas le fait d'une maladie constitutionnelle, les bains de boue se montrent particulièrement efficaces.

Mode d'administration des boues dans les affections utérines.

Quelquefois on donne le bain entier, mais le plus souvent on administre le demi-bain ou le bain de siège.

Ce sont là des formes balnéaires très modérées qui peuvent être employées même dans les cas d'affections cardiaques et quand il y a tendance aux congestions cérébrales ou pulmonaires.

Dans les exsudats péri-utérins elles peuvent remplacer presque totalement le bain total.

Les cataplasmes de boue appliqués sur l'abdomen constituent également un moyen adjuvant de haute valeur. Ce sont d'excellents topiques qui entretiennent une température presque constante pendant 20 à 30 minutes.

Souvent aussi, au lieu de ces cataplasmes de boue, on conseille aux malades d'appliquer le soir, en se couchant, sur l'abdomen une serviette mouillée froide sur le ventre (**Kalter-Umschlag**) que l'on recouvre d'une toile gommée imperméable.

Après la cure par les bains, le malade doit continuer chez lui cette application pendant un certain temps.

Quand, pendant la cure, une hémorrhagie se déclare, on modifie le traitement balnéaire en ce sens qu'on administre les bains à des températures plus basses.

La température habituelle du bain de boue qui est de 32° à 35° centig. est abaissée dans ce cas à 30° et 28° centig. et cela, surtout si les commémoratifs font prévoir la possibilité de métrorrhagies difficiles à arrêter ou si, en présence d'une anémie profonde, les hémorrhagies doivent être évitées avec grand soin.

C'est, dit le docteur **Klein**, une question très importante que celle de savoir si les bains de boues peuvent être administrés pendant la durée de l'hémorrhagie ou s'il est indispensable d'attendre pour cela un intervalle de repos.

Si l'hémorrhagie peut être considérée comme une ménorrhagie, si le type menstruel est incontestable, le fait même de la fluxion ovarienne doit faire attendre la fin de l'hémorrhagie.

Il n'en est plus de même quand l'hémorrhagie se produit sans caractères typiques, si d'une façon continuelle ou à la moindre secousse, il y a écoulement de sang.

Si ce dernier n'est pas trop abondant, s'il se présente plutôt avec les caractères d'une exsudation continue de sang, il faut recourir immédiatement aux bains ; en général, l'action tonifiante qu'ils exercent sur les tissus a pour effet d'arrêter cette exsudation.

Régime suivi pendant la cure à Franzensbad.

Tandis qu'en France, les médecins des stations thermales ont souvent peine à faire observer leurs prescriptions aux malades, et que non moins souvent ils éprouvent des difficultés à leur faire comprendre l'utilité d'une hygiène en rapport avec leur maladie, en Allemagne, au contraire, le malade est, pour ainsi dire, **enrégimenté** dès son arrivée dans une station balnéaire. Là, la discipline règne en maîtresse, et l'obéissance passive est la règle et le mot d'ordre.

Dans toutes les stations allemandes, le régime diététique tient une place très importante dans le traitement thermal et l'hygiène n'y laisse rien à désirer.

A ce point de vue, nous devons le reconnaître, nous sommes bien en retard sur nos voisins d'outre-Rhin, et c'est peut-être à cette considération qu'ils doivent une bonne part des résultats obtenus.

En France, depuis que les villes d'eaux tendent à devenir des lieux de plaisir plutôt que des stations de malades, on néglige un peu trop ce qui se rapporte à la partie hygiénique du traitement.

Le médecin voit son malade à l'arrivée, il l'examine une fois au milieu de la cure et lui fait une dernière visite au moment du départ. Il formule son traitement sans s'enquérir de ses habitudes et sans lui indiquer le régime diététique qu'il aura à suivre.

C'est un tort. Aussi avons-nous cru ne pas sortir de notre cadre en esquissant à grands traits les règles générales du régime alimentaire et de l'hygiène observés en Allemagne pendant la cure thermale. Les règles culinaires y sont telles que dans toutes les stations on fait une cuisine spéciale pour les baigneurs : elle porte le nom de **Kurgemaes**. Comme petit déjeuner, du café, du chocolat, du bouillon, du thé. Aux deux autres repas, viandes rôties exclusivement, du jambon maigre, des œufs, des compotes de fruits, très peu de pain.

Les mets farineux sont proscrits, ainsi que les aliments gras, fortement salés, épicés, fumés, marinés, etc. Abstention de crudités, de graisses, de ragoûts, de beurre.

Les légumes verts sont permis.

Comme boisson, du thé et de la bière.

La modération dans les repas est le précepte diététique le plus important. Tout écart de régime est sévèrement interdit.

Cette prescription est d'autant plus cruelle que les eaux de Franzensbad ont le plus souvent pour effet d'augmenter considérablement l'appétit.

Cette sévérité dans le régime alimentaire et dans les prescriptions hygiéniques générales est rigoureusement observée dans toutes les stations allemandes, et pour en convaincre le lecteur, nous désirons mettre sous ses yeux les détails de la journée d'un baigneur à **Carlsbad**.

Ils sont extraits d'une lettre écrite au docteur **Monard** (1) (d'Aix-les-Bains) par le docteur **Stycha** (de Carlsbad).

« Lever de cinq à six heures aux sons d'un orchestre, « on se presse aux buvettes ; puis promenade d'une heure.

« Neuf heures. Déjeuner : thé, café, cacao, lait, pain « blanc préparé spécialement pour les malades.

« Promenade à la forêt où il y a des jeux divers : tir à « la cible, lawn-tennis, littérature.

« Midi. Dîner, à la carte seulement. Régime strict, « d'après indications médicales ; potages, viande rôtie, « bœuf ou veau, un légume, compote.

« Après-midi. Lecture, billard, cartes à jouer, prome- « nades dans les environs, ou concert.

« Cinq heures. Café, thé, cacao, lait.

« Sept heures. Souper : Jambon, veau rôti, œufs, thé, « vin en faible quantité.

« Neuf heures et demie. Tout le monde se couche.

« Le théâtre termine ses représentations à dix heures « au plus tard. »

Exportation des sels extraits de la boue.

On extrait de la boue ferrugineuse et saline de **Franzensbad** un sel qui porte le nom **Eisenmoorsalz** et qui contient dans un état concentré les éléments de la boue de Franzensbad : c'est une essence saline de cette boue minérale.

Ce sel est employé à la dose de un kilogramme par bain, à la température de 25 à 28° Réaumur.

(1) Les malades qui guérissent aux eaux d'Aix-les-Bains et comment ils guérissent, par le Dr J. Monard. Paris 1889.

MARIENBAD

« La boue utilisée à Marienbad, dit le docteur Labat (1)
« provient de deux tourbières appelées l'une *Ancien*
« *Moorlager*, à 2 lieues N de *Marienbad* et l'autre *Nou-*
« *veau Moorlager* découverte en 1853 dans la forêt.

« La terre de l'*Ancien Moorlager* fut analysée autrefois
« par *Brandes* : prédominance de produits organiques et
« forte proportion de matières résineuses extractives.

« Celle du *Nouveau Moorlager* a été analysée en 1854
« par Ragsky. En voici le résultat :

A. Matières solubles dans l'eau :

Sulfate de potasse	8.78
— de soude	6.05
— de chaux	4.15
— de magnésie	2.24
— d'alumine	0.06
— d'oxydule de fer	4.93
Acide crénique	4.65
Silice	0.92
Matières extractives	2.53
Eau d'hydrate	0.58
Perte	1.54
	37.33

B. Matières insolubles dans l'eau :

Bisulfure de fer	22.50
Phosphate d'oxyde de fer	13.68
Hydrate d'oxyde de fer	229.21
Chaux	2.14
Magnésie	1.45
Silice	1.50

(1) Labat. — Etude sur la station et les eaux de Marienbad, *Annales de la Société d'hydrologie médicale de Paris*. Tome XV.

Acide ulmique	107.14
Charbon humique	42.46
Substances cireuses	23.32
— résineuses	4.02
Sable mica	6.45
Pertes organiques	508.80
	1000.0

« Ainsi qu'on peut s'en rendre compte par la compa-
« raison, cette boue offre une très grande analogie avec
« celle de Franzensbad analysée par Cartelliéri.

« En 1856, Lehmann a démontré que la terre de Marien-
« bad comme celle de Franzensbad, abandonnée à l'air li-
« bre pendant plusieurs mois et remuée de temps en temps
« subit une transformation complète ; par une sorte d'oxy-
« dation ou de combustion lente (Verwesung), les matières
« insolubles deviennent solubles, l'oxyde de fer se change
« en sulfate d'oxydule : il se forme des acides formique,
« acétique, et autres aux dépens de la matière humique.

« Suivant le même chimiste, un bain préparé avec la
« terre oxydée renferme par pied cube 1 livre de sulfate de
« fer soluble et près d'une once d'acide formique, ce qui
« donne pour le bain entier l'énorme proportion de 10 à
« 12 livres de sulfate et près d'une livre d'acide formique.
« Ce n'est pas tout : il affirme que si la terre était complè-
« tement décomposée, elle contiendrait cent fois autant
« de matières solubles que la terre fraîche non desséchée. »

La terre minérale délayée avec de l'eau dans des cuves, et chauffée à la vapeur jusqu'à 80 R, se transforme en une boue qu'on écoule dans des baignoires de bois à roulettes. On ajoute de nouvelle terre et de l'eau minérale jusqu'à la consistance et au degré thermométrique convenables. Les baignoires ainsi préparées se roulent dans les cabines à bains.

Les boues de Marienbad sont utilisées en bains généraux entiers, et en applications locales selon la méthode employée à Franzensbad.

ISCHL

Ischl se trouve situé au centre du domaine de Salzkammergut (1), dans une des plus ravissantes vallées (celle de la Traun), au confluent de deux superbes rivières (La Traun et Ischl), à 1442 pieds au-dessus de la Méditerranée.

Borné au Sud-Est par la Styrie, à l'ouest et à l'est par le duché de Salzbourg, le dit domaine fait partie de la Haute-Autriche et présente une étendue de 15 milles carrés d'Allemagne environ.

Les moyens curatifs utilisés à Ischl sont les eaux salines, les vapeurs salineuses, les bains de limon minéral, de pins, de petit lait, les sources minérales.

Bains d'eau saline (*Soolenbäder*).

L'eau qui est utilisée pour ces bains est une eau saline artificielle obtenue de la manière suivante :

Au moyen de tuyaux, on fait parvenir de l'eau naturelle dans les galeries de mines de sels (à Hallstadt et à Ischl) et on l'y laisse séjourner jusqu'à ce qu'elle soit suffisamment saturée de sel.

Au fur et à mesure que les matières insolubles se précipitent au fond, cette eau devient claire et limpide et constitue un liquide que l'on appelle **Soole**. Ce liquide est utilisé pour les bains et il fournit en outre, par évaporation, le sel commun destiné au commerce.

Lorsqu'il est assez saturé, on le fait écouler, par des tuyaux souterrains, dans les sauneries et de là dans les établissements de bains.

La proportion d'eau saline employée pour ce dernier

(1) Domaine des salines de la couronne. Cette dénomination qui date de temps très reculés, tire son origine de ce qu'autrefois les revenus des salines formaient une partie considérable du domaine impérial. On la conserve aujourd'hui bien qu'il y ait environ deux siècles que les produits appartiennent aux revenus de l'Etat.

usage est de 2/3 d'eau de Hallstadt et de 1/3 d'eau d'Ischl. Ces deux liquides réunis portent le nom de **Badsoole**. L'art agit donc à peu près de la même manière et emploie les mêmes moyens pour produire cette eau minérale que la nature elle-même.

Ces sources, en effet, n'ont d'autre origine que les eaux des montagnes.

Toutes les montagnes de sel des Alpes d'Autriche sont élevées de 600 mètres au moins au-dessus du niveau de la mer. Cette hauteur facilite la fabrication du sel ; car les eaux douces passant à travers les couches superficielles qui sont composées de chaux servent au lavage du sel qui se précipite après leur saturation dans les galeries les plus bases et de là s'écoulent dans les sauneries et les établissements.

Dans la montagne du sel, il y a une production de 509 mille 200 hectolitres d'eau salée qui est conduite dans les deux sauneries d'Ischl par des tuyaux d'une longueur de 7,500 mètres.

Etablissements.

Les établissements d'Ischl sont au nombre de trois : 1° Le *Soolenbad* ; 2° Le *Soolen-Schlambad* destiné à l'administration des bains de limon ; 3° Le *Wannenbad* (à cuves).

Pour préparer un bain, on introduit dans la baignoire de marbre ou de bois l'eau saline froide, telle qu'elle arrive des mines et dans la quantité prescrite par le médecin. On fait jouer à cet effet une pompe correspondant aux tuyaux souterrains. Ce n'est qu'après que l'eau saline a atteint la hauteur désirée qu'on ouvre les deux robinets destinés à laisser couler l'eau commune, chaude et froide (1).

(1) Sur les parois de chaque baignoire existe une ouverture correspondant au tuyau qui conduit l'eau de la saline, et afin que le malade puisse contrôler lui-même si la quantité d'eau salée prescrite par le médecin est bien exactement servie, on a tracé sur la paroi interne des baignoires des lignes qui indiquent les différentes mesures d'un quart de seau à quatre seaux.

Afin de bien opérer le mélange de l'eau saline avec l'eau chaude, on a soin, avant que le malade entre dans le bain, de remuer la masse liquide au moyen d'une pelle.

Les établissements d'Ischl possèdent encore un mécanisme tout particulier servant à introduire de bas en haut dans le liquide du bain, pendant que le malade se baigne, de l'air frais, et à produire ainsi un certain bouillonnement de l'effet le plus agréable. Ces bains appelés *Sprudelbäder* ou *Wellenschlagbäder* (bains bouillonnants) parce que le liquide est maintenu dans un mouvement perpétuel, qui produit une sensation à peu près semblable à celle qu'on éprouverait en pleine rivière par l'effet des ondes, forment en même temps une sorte de douche ascendante.

Les eaux salines d'Ischl ont été analysées par M. le professeur Schroeter. En voici le résultat :

	Soole d'Hallstdat T. 17° Densité : 1.202	Soole d'Ischl : T. 15° Densité : 1.197	Badsoole : Les deux liquides mêlés (2/3 d'Hallstadt et de 1/3 d'Ischl.)
Chlorure de sodium......	25.526	23.613	24.887
— de magnésium..	0.494	0.093	0.359
Bromure de magnésium..	0.016	0.006	0.012
Sulfate de potasse.......	0.462	0.069	0.331
— de soude........	0.325	0.384	0.344
— de chaux........	0.340	0.384	0.354
Total..........	27.163	24.549	26.287

Dans la saumure condensée (*Verdickte muterlauge*) on a également trouvé des traces de lithium et d'iode. La quantité de *Soole* dont on fait usage habituellement varie de 7 litres 49 centilitres à 179 litres 70 centilitres (1). De telle sorte qu'on peut ranger les bains dans l'ordre suivant :

(1) Les liquides se mesurent par *eimer* (seau), mesure qui correspond à 60 litres de France.

1° Bains contenant	7 lit. 40 c.	de soole	et 891 lit.	d'eau douce
2°	—	14	—	883	—
3°	—	29	—	868	—
4°	—	44	—	853	—
5°	—	60	—	838	—
6°	—	119	—	778	—
7°	—	179	—	718	—

Les bains salés s'administrent dans des bains à grandes cuves (*Vollbäder*), contenant de 800 à 1000 litres, et dans des cuves ordinaires (*Wannenbäder*), d'une contenance de 200 à 300 litres.

Ces bains ne peuvent être pris qu'avec l'ordonnance d'un des médecins de la station. Cette prescription est de rigueur.

Bains de vapeurs salineuses.

Peu d'années après qu'on eut fondé à Ischl les bains d'eaux salines, on songea à tirer profit de la grande masse de vapeurs salineuses qui s'élèvent continuellement des bains où se fait la coction dudit liquide. D'abord on se contenta de faire promener les malades dans les sauneries et aussi près que possible de la chaudière. Mais à mesure que l'on obtenait des résultats heureux, l'affluence des malades devint telle que le travail industriel en souffrit. On construisit alors un établissement particulier, destiné tout spécialement à cet usage.

Ce bâtiment, appelé *Kais. Kön. Salinen. Dampfbad*, est adossé à celui des sauneries qui portent le nom de *Tyroler-Pfannhaus*.

Les bains sont au nombre de vingt. Chacun d'eux a un plancher percé à jour et se trouve placé au-dessus de deux grands et larges canaux qui communiquent avec les parties de la saunerie où se fait la coction et l'évaporation de l'eau saline au moyen d'une ouverture de sept pieds de large sur six pieds de haut.

Or, comme ces parties de la saunerie sont elles-mêmes en rapport avec les lieux où l'on fait sécher le sel par grandes masses à une haute température, il en résulte que les vapeurs qui s'en dégagent arrivent dans les cabinets de bains à l'état de saturation.

Les vapeurs suivent d'autant plus aisément le passage indiqué que la chaudière est couverte du côté opposé d'une espèce de paravent, et qu'en outre un ventilateur situé au plafond des cabinets favorise la sortie des vapeurs de ce côté-là.

Pour les malades qui ne font des vapeurs salines qu'un usage local et qui les utilisent simplement en inhalations, il y a encore dans l'établissement un cabinet où les vapeurs ne pénètrent que par un petit tuyau auquel on peut appliquer au besoin un tube mobile et l'accommoder au but que l'on se propose.

Comme aux heures où l'on retire du liquide salin le sel précipité, les vapeurs éprouvent une déviation dans leur passage à travers les canaux, on ne peut profiter des bains de vapeurs qu'à certaines heures déterminées, celles pendant lesquelles s'opère la précipitation du sel et où le liquide n'est point troublé.

La température de ces vapeurs varie avec la température de l'air et les saisons de l'année.

En mai, elle est de 33 R. De mai à juin, 35 à 36 R. Pendant le mois de juin de 36 à 40 R. En juillet et août, de 40 à 52 R.

L'analyse chimique a décélé dans ces vapeurs, outre le chlorure de sodium, du chlore et du brome.

On peut évaluer le volume des vapeurs émises à 102-703 pieds cubes par heure.

Ce chiffre ne paraîtra pas étonnant quand on saura que dans le *Tyroler Pfannhaus* (saunerie tyrolienne) on fait évaporer par vingt-quatre heures, environ 1450 pieds cubiques de liquide salin.

La durée des bains de vapeurs salines est de 15 à 40 minutes au maximum.

On les prend le matin à jeun.

Après le bain on se fait couvrir d'un manteau approprié à cet usage, et on se couche sur un lit de repos pour y attendre la transpiration, s'il en est besoin, ou bien on s'habille, après s'être bien séché le corps, quand il n'est pas utile de provoquer une vive exhalation de la peau.

BAINS DE LIMON.

On fait usage à Ischl de deux sortes de limons ;

1° *Limon minéral* (*Bergschlamm-Schwefelschlamm*).

2° *Limon végétal.*

Limon minéral.

Il se trouve près d'une source sulfureuse, dans une des cavités des mines de sel d'Ischl. (*Ischler Salzberg*).

Il est de couleur grisâtre, imprégné de soufre et contient, d'après l'analyse chimique qui en a été faite ;

Pour 100 parties :

Soufre	56.20
Silice	26.88
Alumine	4.17
Chaux	3.09
Oxyde de fer	2.50
Matières bitumineuses	6.32
	100.00

Limon végétal.

On l'extrait d'une sorte de terre détrempée qu'on trouve tout près d'un lieu appelé *Ahorn*, à une demi-lieue d'Ischl.

Il est le produit de la décomposition et de la putréfaction des végétaux qui s'oxydent continuellement à l'air. Il offre une couleur brune plus ou moins foncée selon qu'il est tiré des couches superficielles ou profondes.

Voici les résultats qu'il a donnés à l'analyse :

Ammonium crénique	3.0
Sels apocréniques	65.4
Matières bitumineuses	15.0
Végétaux non décomposés	36.6
	120.0

On tire aussi parti des eaux (Moorwasser) qui s'accumulent dans les fossés d'où le limon est extrait. Ces eaux passent pour être très fortifiantes. On les emploie d'ordinaire mêlées aux autres bains.

L'Etablissement destiné aux bains de boue se trouve dans le *Rudolphsgarten* (jardin de Rodolphe) et porte le nom de *Schlambad.*

Dans chaque chambre de bains, il y a une cuve contenant le limon et une baignoire remplie d'eau ordinaire qui sert à nettoyer le corps au sortir du bain de limon.

On donne à ces bains la consistance convenable en y ajoutant une certaine quantité d'eau chaude et en les remuant fréquemment afin d'égaliser la température dans la masse de la boue.

Action des bains de boues d'Ischl.

L'action de ces bains varie avec la durée, la température et l'usage plus ou moins répété que l'on en fait.

Ainsi, plus la température en est élevée, la durée prolongée, l'usage fréquent, plus on voit se développer leur vertu excitante et résolutive.

A mesure qu'on en baisse la température, qu'on en abrège la durée et l'usage, ils deviennent toniques et fortifiants.

C'est surtout à titre excitant et résolutif qu'ils sont employés.

Habituellement on prend le bain de limon à une température plus élevée d'un ou de deux degrés que les bains ordinaires.

On recommande au malade de se frotter constamment le corps et de remuer autant que possible dans le bain, car le limon s'empare promptement de la chaleur du corps et cause, par son contact avec la peau, une désagréable sensation de fraîcheur que l'on prévient en donnant au bain une température plus élevée et en changeant fréquemment de position.

Indications thérapeutiques du limon d'Ischl.

On emploie le limon d'Ischl :

1° Dans toutes les manifestations de la scrofule ;

2° Dans le rhumatisme chronique.

Dans ce dernier cas, on a l'habitude de faire précéder l'usage du limon d'un certain nombre de bains de vapeurs salines et on emploie, en outre, les bains locaux de mains et de pieds une ou deux fois par jour, pendant un temps plus ou moins prolongé ; ou bien encore on emploie des cataplasmes de limon préparé et étendu sur une toile forte qu'on applique à nu sur la région malade.

On emploie les bains de limon avec une très grande prudence chez les sujets sensibles et irritables et on les proscrit d'une façon absolue dans tous les cas d'anémie prononcée et toutes les fois qu'il y a lieu de craindre une surexcitation quelconque ou un manque des forces réactives.

Bains de Pins.

Ces bains ont acquis dans ces derniers temps une telle réputation qu'on en fait aujourd'hui usage dans beaucoup d'autres stations balnéaires.

Voici la manière de les préparer :

On fait couper les petites branches avec leurs feuilles, en tâchant de se procurer surtout les dernières pousses. On les coupe en tous sens, et après les avoir bien comprimées, on les fait bouillir dans de l'eau naturelle jusqu'à ce que le liquide ait acquis une coloration brunâtre.

Ces décoctions contiennent, d'après l'analyse chimique, de l'acide formique, possèdent une odeur aromatique résineuse et un goût astringent quelque peu amer.

On ajoute de 1 à 3 seaux de cette décoction à un bain d'eau douce ou salée, selon les cas.

Ces bains pris tout purs, c'est-à-dire préparés tout simplement avec de l'eau douce, agissent d'une manière excitante et fortifiante et doivent cet effet aux éléments qui se trouvent dans le liquide, c'est-à-dire à l'acide formique, à l'huile volatile, au tannin et aux substances résineuses.

Ils trouvent surtout leur emploi chez les individus lymphatiques et torpides qui souffrent souvent d'affections scrofuleuses, de rhumatismes invétérés ou de la goutte et qui sont sujets à des sécrétions trop abondantes des muqueuses.

Mêlés aux bains salins, ils augmentent la portée d'action de ceux-ci et contribuent à leurs propriétés résolutives.

Par les soins du docteur Stieger, les préparations du sapin se font, depuis quelque temps, par extraction et non par décoction.

10 grammes d'extrait correspondent à un litre de décoction. Pour les grands bains, on prend ordinairement 250 à 300 grammes d'extrait ; pour les bains ordinaires, 150 à 200 gr ; pour les bains d'enfants, 50 à 100 grammes.

L'huile éthérée de sapin est employée dans les différents appareils de *Schrotte*, *Sigle et Schnitzler* pour les frictions et les fumigations.

Enfin on fait également usage à Ischl d'inhalations

résineuses que l'on obtient par la décoction du pin et dont on conduit les vapeurs, au moyen de tuyaux, dans des salles spéciales destinées à ce traitement.

Ces vapeurs sont employées dans les blennorrhées des muqueuses des voies respiratoires et chez les individus à constitution torpide.

Bains de petit-lait.

On emploie le petit-lait mêlé à l'eau de la saline quand on a pour but d'adoucir l'effet irritant des bains salés, comme chez les sujets à peau très délicate, fine et transparente où lorsqu'on suppose un état d'irritation dans quelque organe, surtout chez les femmes.

On l'emploie pur ou plus ou moins étendu d'eau douce quand il s'agit de donner à la peau de la souplesse et de la flexibilité, de la rendre élastique et molle. C'est alors un cosmétique.

Bains sulfureux.

L'eau sulfureuse que l'on emploie pour ces bains se trouve dans une des cavités des mines de sel d'**Ischl** (**Léopold-Stollen**).

Elle est claire, limpide, répand une forte odeur d'hydrogène sulfuré. La température est de 10 1/2 R.

On l'emploie généralement combinée avec l'eau saline, dans certaines affections de la peau, dans les manifestations du rhumatisme.

Elle est spécialement ordonnée aux individus qui ont des dispositions hémorrhoïdales.

Sources minérales.

Elles sont au nombre de trois : 1° La *Maria Louisenquelle* (source de Marie-Louise) ; 2° La *source sulfureuse* ; 3° La *source Klebelsberg*.

1° La *Maria Louisenquelle.* Elle se trouve à une demi-lieu d'Ischl, sur le chemin qui conduit à St. Wolfgang. Autrefois on en retirait le sel. L'eau de cette source est claire et limpide. Elle a un petit goût de sel légèrement alcalin. L'analyse chimique faite par M. d'Erlach a démontré qu'elle contenait sur mille parties :

Chlorure de sodium	10.204
— de magnésium	0.205
Sulfate de chaux	0.240
— de magnésie	0.114
— de soude	0.311
Carbonate de chaux	0.205
— de magnésie	0.030
Silice et oxyde de fer	0.044
Humus	0.017
Chlorure d'ammonium	Traces.
Pertes subies pendant l'opération	0.098

Cette eau est employée par les malades atteints de dyspepsie. On la prend tous les matins à la dose de 1 à 3 verres et souvent à la même dose, après le repas.

2° *La source sulfureuse et Klebelsberg.* Nous avons déjà mentionné la source sulfureuse, car c'est auprès d'elle que se trouve le limon minéral.

Voici l'analyse des deux sources faites par M. Hatier, conseiller des mines de l'Institution géologique.

	Source sulfureuse.	Source Klebelsberg.
Acide sulfurique	2.3200	0.2916
Chlore	9.6105	3.0360
Magnésie	0.5409	0.1092
Chaux	0.0134	0.1020
Soude	11.9916	3.0923
Gaz sulfurique	0.0592	—
Acide carbonique	0.0932	0.1320

La source Klebelsberg est employée dans les mêmes cas que la Marie-Louise. Quant à la source sulfureuse, mélangée avec de l'eau ordinaire, elle sert aux bains sulfureux. Depuis quelque temps on l'emploie toutes les fois que l'on veut agir sur le système hémorrhoïdal.

BALATON-FÜRED

Balaton-Füred est situé sur le bord nord-ouest du lac du même nom sous 46° 58 l. N. et 36° 32 l. E. à une altitude de 140 mètres environ au-dessus du niveau de la mer.

L'établissement balnéaire date d'environ un siècle. Vers l'an 1770, le docteur Crantz publia le premier l'analyse des sources.

La monographie la plus récente a pour auteur le docteur Mangold (1), médecin consultant à Balaton.

Le *lac Balaton*, appelé aussi *Plattensee*, est le plus grand lac hongrois ; on le désigne dans le pays sous le nom de mer de Hongrie.

Ce lac est situé entre les comtés de Weszprimer, de Szalader et de Somogyer. Il a dix mille de longueur et sa largeur varie entre 1/4 de mille et 1 mille 1/2.

Sa profondeur varie et l'écoulement du lac a lieu près de Siofok, par la rivière Sio qui se jette dans le Danube.

Le sol du lac est formé en grande partie par du calcaire et du basalte de différentes nuances.

D'après l'analyse du professeur Schuster, l'eau du lac Balaton contient par kilogramme :

Carbonate de chaux	0.0012
Protoxyde de fer	0.0013
Sulfate de soude	0.0638
Chlorure de sodium	0.0002

(1) Der Kurort Füred am Plattensee (Balaton-Füred). Von Heinrich Mangold, praktischer Kurarzt in Füred am Plattensee. Wien 1885.

Carbonate de magnésie...........	Traces.
Alumine............................	0.0117
Matières organiques................	0.0703
Acide carbonique libre.............	0.0573
	0.2682

L'eau du lac de Balaton est d'un vert bleuâtre ; elle est claire, limpide et si transparente que l'œil peut en voir le fond.

Elle a une saveur légèrement astringente.

Dans les mois d'été, elle est d'une température variant de 3 à 5 degrés R. au-dessous de celle de l'air.

De nos jours, l'eau du lac Balaton a été analysée par M. le professeur Preysz qui s'exprime à ce sujet de la façon suivante :

« L'eau employée pour l'analyse a été puisée le 26 « mai 1832 au point extrême de l'école de natation de la « ville. Après qu'on eût agité la boue contenue dans « cette eau, cette dernière prit une teinte plombée, et dans « cet état, elle contint par litre, 0.0569 grammes de très « fine boue.

« Sur cette quantité on trouve 0.0399 de sels solubles « et 0.0171 de sel insolubles.

« Après qu'elle eut laissé déposer la boue, l'eau du lac « Balaton offrit un liquide potable assez agréable au goût. « On ne détermina pas le degré de chaleur. Cependant, « d'après les observations faites un an plus tard, la tem- « pérature de l'eau est de 4 à 5 degrés R. plus basse que « celle de l'atmosphère.

« En juin et juillet, elle s'élève jusqu'à 20 à 22 R. A « l'état d'ébullition, l'eau dégage de l'acide carbonique et « se trouble.

« A l'état naturel aussi bien qu'après l'ébullition, elle « fait passer au bleu le papier rouge de tournesol. Dès « que l'eau se fût clarifiée, on procéda à l'analyse et l'on « obtint le résultat suivant pour une livre légale d'eau :

Carbonate de chaux	0.52378 grains.
— de magnésie...	0.82897 —
— de soude.......	0.43138 —
Sulfate de chaux..........	0.01827 —
— de potasse........	0.07503 —
— de magnésie.......	0.49028 —
Magnésie hydrochlorique.	0.10498 —
Silice...................	0.13700 —
Alumine et oxyde de fer..	0.00538 —
Matières organiques.....	0.13978 —
	2.75485 grains.
Acide carbonique à moitié libre..................	0 83005 —
	3.58490 grains.
Manganèse..............	Traces.
Lithine..................	Traces.
Ammoniaque............	Traces.
Salpêtre................	Traces.

SOURCES DE BALATON.

Les eaux minérales de Füred prennent naissance dans la pierre calcaire couchée sur le basalte. La source principale qui, depuis 1852, porte le nom de source de François-Joseph (Josefsquelle), jaillit au milieu de la grande promenade. Le terrain qui l'entoure est imperméable.

En voici l'analyse pour un kilogramme :

Sulfate de soude..................	0.7850
Chlorure de sodium..............	0.0910
Carbonate de soude...............	0.0108
— de chaux...............	0.8300
— de fer et protoxyde de manganèse......................	0.0110
Alumine.........................	0.0029
Carbonate de magnésie...........	0.0410

Acide silicique....................	0.0130
Substances azotées..............	0.3860
Acide carbonique libre............	2.5098
	4.6823

La seconde source, analogue à la première au point de vue de la composition, est peu abondante. Elle est ordinairement bue avec du petit lait.

La troisième source est employée en bains. C'est la plus abondante, c'est elle qui fournit l'eau nécessaire à tous les bains. Sa température est de 13° R.

Boues de Balaton (*Plattenseeschlamm.*)

La boue exploitée à Balaton est constituée par le résidu de l'eau du lac.

Elle est sans odeur ni saveur, homogène, d'un gris de plomb, très friable au toucher.

Sa réaction est faiblement alcaline.

Sous le microscope, on aperçoit un grand nombre de diatomées. Si on la sèche, elle se convertit en une poudre fine, sans qu'elle perde rien de ses parties constituantes.

On l'expédie au loin et on l'emploie délayée dans de l'eau.

D'après l'analyse du professeur Heller, la boue de Balaton contient par kilogramme :

Sulfate de soude..................	3.2905
— de chaux..................	20.0911
Carbonate de chaux...............	137.1484
— de magnésie...........	165.0000
Alumine........................	1.4401
Oxyde de fer et de manganèse.....	31.2500
Acide silicique..................	360.8268
Bitume et matières organiques....	123.6979
Eau............................	26.3411
Perte...........................	0.0703
	869.1652

La boue de Balaton s'emploie en bains généraux, mais son usage en applications locales est plus commun.

L'action topique de la boue se traduit par de la rougeur de la peau, des démangeaisons et une sensation de brûlure des parties sur lesquelles on l'applique.

Au bout d'un certain nombre de bains ou d'applications, apparaît ce que l'on appelle l'éruption du bain (**Badeausschlag**) qui d'ailleurs se manifeste aussi après l'usage des bains des sources de la station.

L'efficacité de l'application locale de la boue se trouve naturellement accrue par l'usage de la douche avant et après le bain.

L'action de la boue est alors des plus excitantes, et les fonctions de la peau subissent une accélération très accentuée.

Les bains locaux de boues ou de simples frictions trouvent leurs applications thérapeutiques dans les cas de raideurs articulaires, dans les arthrites rhumatismales, les empâtements péri-articulaires, les œdèmes, etc. Ils sont encore employés à titre de dérivatifs dans les états congestifs des organes thoraciques, abdominaux, du cerveau, mais alors dans ces cas, c'est sous forme de pédiluves ou manuluves très chauds qu'ils sont utilisés.

En friction, la boue sert encore dans les arthrites rhumatismales, goutteuses, dans les ankyloses, les contractures; dans diverses manifestations de la scrofule, telle que les adénites, les périostites, la tumeur blanche, la coxalgie, etc.

Ajoutons que la matière spongieuse qui croît sur les murs et sur les piquets des bains du lac Balaton possède la même action excitante que la boue elle-même.

A l'aide du microscope, le docteur **Hirschler** (de Pesth), a trouvé dans les cavités de ces éponges une quantité incalculable de cristallisations siliceuses.

BADEN (près Vienne.)

Ville de 13.500 habitants. A 26 kilomètres de Vienne.

La boue sulfureuse de Baden se forme dans la galerie souterraine de la montagne du Calvaire qui conduit dans la grotte Ursprung.

C'est une galerie de 45 mètres environ qui mène du dehors dans cette grotte. Elle est entièrement remplie de vapeur d'eau ayant l'odeur d'hydrogène sulfuré. Les murs sont couverts de cristallisations luisantes.

Dans cette galerie existe une fosse dans laquelle, à chaque printemps, on jette une certaine quantité de terre argileuse. Cette terre se mêle avec l'eau minérale que l'on verse par dessus et lui emprunte ses éléments minéralisateurs : sulfates de magnésie, de soude, ainsi qu'une notable quantité de soufre.

Pour préparer les bains de boue, on délaie cette terre dans une baignoire avec l'eau minérale chaude.

On applique la boue chaude en cataplasme sur les parties malades.

L'application de la boue a pour résultat de concentrer une vive chaleur, de stimuler fortement la peau et d'activer la circulation capillaire.

On en obtient d'excellents résultats dans les empâtements torpides articulaires, les tumeurs atoniques sans douleurs, et certaines paralysies locales avec atrophie musculaire.

La boue sulfureuse de Baden s'exporte sans perdre ses qualités.

PISTJAN OU PÖSTÉNY

Pöstény, Pistjan en Slave, est situé dans la vallée de la Waag, sur la rive droite de ce fleuve, à environ deux heures du chemin de fer de la station, de Pressbourg, sur la ligne Buda-Pesth-Vienne.

Les sources se trouvent dans une île située au milieu de la Waag.

Les vapeurs qui s'élèvent sur les deux rives du fleuve prouvent l'existence de sources thermales en dehors de celles qui servent aux bains. Ces sources apparaissent dans le fleuve même, ce qu'on reconnaît tant à la température élevée de certains endroits qu'aux bulles qui montent à la surface de l'eau.

Du reste tout le terrain environnant est traversé par l'eau thermale et l'on n'a qu'à enlever la couche supérieure de sable pour faire jour à une source nouvelle.

L'île de la Waag a une superficie de vingt hectares environ.

Un pont la relie à l'Etablissement des bains.

Sources de Pistjan.

La source principale porte le nom de *Vieux-Puits* ou *Vieille fontaine*. Mais comme le débit de cette source était très variable, s'élevait avec les crues du fleuve pour diminuer quand les eaux de celui-ci étaient basses, on creusa en 1864 un *Nouveau puits*.

Celui-ci a une profondeur de vingt pieds. C'est lui qui fournit la plus grande partie de l'eau chaude.

Une pompe à vapeur distribue cette eau dans l'Etablissement de bains.

La température des sources varie entre 46 et 51 R.

La température moyenne est de 48° R.

La première analyse des sources fut faite sur l'invitation de M. le professeur *Prohaska*, par M. *le baron de Jaquin*.

Une seconde analyse fut opérée par MM. les pharmaciens *Lang*, *Dorner* et *Pantocsek* en 1832.

En 1856, sur l'ordre de l'Administration, une dernière analyse fut confiée au professeur *Joseph Ragsky*.

16 onces d'eau minérale lui ont donné :

Sulfate de potasse.........	0.2150	grains.
— de soude...........	2.6764	—
— de chaux...........	4.0780	—
Chlorure de sodium........	0.5452	—
— de magnésium...	0.7296	—
Carbonate de magnésie....	0.2995	—
— de chaux........	1.5590	—
Silice......................	0.3993	—
Acide phosphorique, oxyde de fer...................	0.0099	—
Perte......................	0.0288	—
	10.5407	grains.

BOUES DE PISTJAN.

La boue se rencontre à Pistjan dans tous les endroits où jaillit l'eau chaude, de sorte qu'on la trouve en très grande quantité surtout sur la rive droite de la Waag, dans les trois puits dont le sol est constitué par du sable et des cailloux.

Le dépôt de la boue en ces puits est favorisé par cette particularité que l'eau chaude suinte continuellement à travers les cailloux qui en constituent le plancher. L'eau vient remplir ces puits et la boue se dépose peu à peu dans le fond.

La boue minérale a la même température que l'eau: de 46° à 51° R.

Elle est d'un gris foncé, brillante, de consistance douce et molle, et exhale une odeur particulièrement forte d'hydrogène sulfuré.

Elle est ordinairement plus chaude que l'eau qui la laisse déposer et elle conserve également sa température plus longtemps que cette dernière.

L'analyse chimique de la vase minérale a donné pour 100 parties :

Silice	64.40
Carbonate de chaux	12.82
Oxyde de fer	5.83
Magnésie	0.59
Alumine	14.50
Sulfate de chaux	1.09
Acide phosphorique	0.37
Substances organiques	0.40
	100.00

Le fer existe le plus souvent dans la boue à l'état de sulfure.

Mode d'application.

Les boues de Pistjan s'emploient soit sous forme de compresses de boues sur les parties malades, soit sous forme d'immersion d'un ou de plusieurs membres ou même de la plus grande partie du corps dans des récipients remplis de limon.

L'application de la boue produit sur l'enveloppe cutanée une rougeur particulièrement marquée et un gonflement accompagné d'une abondante sécrétion de sueur.

En outre de la friction mécanique qu'elle opère sur le corps et de l'action excitante de ses éléments minéraux, la boue minérale agit encore par l'accélération des fonctions des vaisseaux capillaires ainsi que par l'augmentation de l activité vitale des parties organiques malades.

L'action de l'application locale de la boue s'étend donc principalement sur les régions qui sont en contact avec elle ; mais si une plus grande partie du corps se trouve exposée à ses effets, l'action se généralise.

La haute température de la boue est beaucoup mieux supportée par les malades que celle de l'eau minérale.

Si le traitement ne consiste que dans des applications locales, cette opération peut se faire plusieurs fois par jour.

Elle peut avoir lieu le matin, avant ou après un bain, ou bien l'après midi.

On la répète généralement deux à trois fois par jour.

La durée de l'application varie avec la nature de la maladie et du malade.

Après l'opération, la transpiration provoquée localement doit être entretenue pendant un certain temps par l'enveloppement dans une couverture.

Voici le manuel opératoire d'une application locale de boues de Pistjan, employé par le docteur Wagner, médecin de cette station.

La boue mélangée à de l'eau minérale pure ou contenant du foie de soufre est amenée à l'état de pâte molle, légèrement consistante et portée à la température de 35 R. au moins.

Pour l'enveloppement, on se sert d'un drap fin de cotonnade. Le cataplasme doit correspondre exactement à la grandeur et au volume de la partie du corps où l'application topique doit avoir lieu, et afin d'empêcher le refroidissement trop rapide de cette partie, on recouvre le cataplasme d'une deuxième étoffe par dessus laquelle on applique une toile de caoutchouc.

La sensibilité individuelle de la peau doit servir de règle pour le degré de chaleur auquel la vase minérale doit être employée. Jamais le malade ne doit éprouver une chaleur trop vive.

Aussitôt que le sentiment de refroidissement du cataplasme se fait sentir, on doit l'enlever. On enveloppe ensuite très soigneusement et très chaudement, pendant une heure au moins, la partie qui vient de subir l'opération.

La vase minérale de Pistjan, mélangée à l'eau minérale, est transportable.

A défaut d'eau minérale, on peut la mélanger avec de l'eau contenant du foie de soufre.

Elle est utilisée dans le traitement des affections articulaires, du rhumatisme, de la goutte chronique, les suites de fractures et de luxations ainsi que dans les manifestations articulaires de la scrofule et les affections osseuses (nécrose, carie, etc.).

TOPUSKO

Topusko se trouve situé dans la Croatie. On s'y rend par le chemin de fer du midi de la Hongrie, par Agram et Sissek. De là, route de poste.

On y trouve des bains de boue dont la température est de 57° centigrades.

L'analyse du bain de boue (Schlammquelle) a donné les résultats suivants :

Sulfate de potasse	0.269
— de soude	0.682
— de chaux	0.639
Chlorure de sodium	0.273
Carbonate de chaux	1.715
— de magnésie	0.420
— de fer	0.024
Acide siliçique	0.417
Césium	Traces
Lithium	Traces
Alumine	Traces
Acide oxalique	Traces
	4.439

Ces bains de boue sont d'une grande efficacité pour la résorption des exsudats de toute nature.

TEPLITZ-TRENCSIN

La station de Teplitz est située à 3 lieues de la ville de Trencsin, dans une vallée étroite de la Waag.

On y utilise un limon minéral qui contient pour 100 parties :

Silice	24.1
Alumine	2.0
Carbonate de chaux	2.7
— de magnésie	1.2
Soufre	66.1
Matières organiques	3.9
	100.0

L'eau de Teplitz est bicarbonatée-calcique et légèrement sulfureuse.

BAIN DE BOUE DU KAISERBAD

Le *Kaiserbad* (bain de l'Empereur) se trouve à Bude. Il est si abondamment pourvu par onze sources qui émergent du mont Saint-Joseph (Josephsberg) qu'un thermographe a pu dire de ce « bain que toute l'Europe pourrait s'y baigner. »

On y emploie une boue minérale imprégnée des sels minéraux de l'eau thermale.

On l'utilise à une température de 45 à 50° centigrades en cataplasmes et fomentations.

BORSZEK

Dans une vallée des Carpathes. A 5 lieues de la frontière de Moldavie.

On s'y rend de Buda-Pesth par le chemin de fer de l'Est hongrois.

La bourbe du voisinage du bain de Saros est employée sous forme de cataplasme sur les régions malades.

TEPLITZ-SCHÖNAU

A Teplitz-Schönau (en Bohême), on prend aussi des bains de boues, mais le limon qu'on emploie à cet effet n'a pas de propriétés bien déterminées.

SKLENO

En Hongrie. Dans le comté de Bars. On s'y rend de Buda-Pesth jusqu'à la station de Schemnitz. De cette station, trajet en voiture.

L'eau des diverses sources de Skléno, (sulfatées-calciques) laisse déposer un sédiment calcaire qui est utilisé en applications locales.

La température des sources varie de 20 à 40° centigrades.

KISSINGEN

Près de la source chlorurée-sodique de Kissingen, on a la coutume de recueillir le limon bourbeux dans les prairies avoisinantes ou dans les marais du Rhön; et après l'avoir d'abord séché, on l'ajoute aux eaux des sources Pandur et Soolensprüdel.

Kastner qui, en 1855, fit l'analyse de cette tourbe, y trouva des carbonates de chaux et de magnésie, du sulfate de chaux, du chlorure de sodium, de potassium, d'aluminium, de l'acide ulmique, des détritus organiques, etc.

Dans les sédiments du Rhön, on trouve un peu de fer.

ACQUI

A 34 kilomètres d'Alexandrie et dans la province du même nom. A 110 kilomètres de Genève. A 125 de Turin, et à 127 de Milan.

Station de chemin de fer sur la ligne d'Alexandrie à Savone.

Acqui (11,000 habitants) est situé sur la rive gauche de la Bormida.

Au centre de la ville, et sur une petite place appelée *place du Ghetto*, on trouve la belle source la *Bollente*

(La Bouillante). Elle émerge avec impétuosité d'une roche calcaire et se déverse dans une vasque en marbre de Carrare. Un monument l'entoure. Sa température est de 75° centigrades ; son poids spécifique de 1.000, son débit de 770,400 litres par 24 heures.

Les sources situées au delà de la Bormida et qui sont connues sous le nom de *Bagni d'Acqui* ou de *Terme d'Oltre Bormida* jaillissent des versants du mont Strégone au sud et à une distance d'environ un kilomètre de la ville d'Acqui.

A droite du torrent et au pied de la montagne, s'étend une plaine d'un millier de mètres de longueur sur cinquante de largeur, limitée à l'est et au sud par les gorges subapennines et ouverte des deux autres côtés sur la vallée. Vers la partie orientale de cette plaine coulent sans cesse, protégées par un mur d'enceinte, les fameuses sources qui alimentent les trois magnifiques établissements connus, sous le nom de Thermes ou Bains d'Acqui.

Si l'on consulte les auteurs qui, à diverses époques, de *Gualnerio* à *Malacarne*, ont écrit sur Acqui on trouvera de notables différences dans leurs récits. Ce fait ne saurait surprendre, étant donnés les changements qu'ont éprouvés les terrains de la montagne située au-dessus.

Aujourd'hui, en basant la dénomination des bassins sur leur forme et leur position, le docteur De Alessandri les classe dans l'ordre suivant :

1. Bassin rond ou supérieur ;
2. Bassins du milieu;
3. Bassin majeur ou grand lac de boue (Vasca maggiore o Lago del Fango).
4. Sources de la fontaine tiède ;
5. Sources propres de la boue des pauvres ;
6. Source de l'établissement militaire.

L'eau de toutes ces sources est parfaitement transparente et limpide. En grande masse, elle présente la coloration de l'eau de la mer. Elles exhalent toutes une légère odeur d'œufs pourris, due à la présence de l'hydrogène sulfuré.

La température de la Bollente est, avons-nous dit, de 75°. Quant à celle des sources de l'Oltre Bormida, elle varie de 39 à 56° centigrades. Celle du *Grand Lago del Fango* est de 45 à 46° centigrades.

Voici l'analyse de ces sources par le professeur Ottavio Ferrario (1841).

Eau de la Bollente.

10.000 parties contiennent :

Acide sulfhydrique	00.0002.44
Sulfure de calcium	00.0012.48
Chlorure de sodium	00.0155.00
— de magnésium	00.0026.21
— de calcium	00.0024.04
Sulfate de soude	00.0033.75
— de magnésie	00.0030.86
— de chaux	00.0008.00
Matière extractive	00.0007.00
Acide silicique	00.0004.50
Protoxyde de fer	00.0004.25
Iode	Traces notables.
Eau	00.9691.47
Total	10.0000.00

Eau des « Terme oltre Bormida »

Acide carbonique	00.0005.35
— sulfhydrique	00.0003.50
Sulfure de calcium	00.0008.25
Chlorure de sodium	00.0060.25
— de magnésium	00.0011.50
— de calcium	00.0010.25
Sulfate de soude	00.0015.25
— de magnésie	00.0017.50
— de chaux	00.0007.25

Matière d'origine organique....	00.0025.25
Protoxyde de fer..............	00.0007.50
Acide silicique.................	00.0016.00
Eau..........................	00.9812.15
Total....................	10.0000.00

Le professeur Cantú, en rectifiant cette analyse, a constaté la présence de l'iode et du brome à l'état de combinaison saline.

Une autre analyse a été faite en 1870 par le professeur Bunsen (d'Heidelberg) mais les évènements qui survinrent à cette époque l'empêchèrent de compléter son œuvre, et il ne put étudier qu'une seule source.

Voici le résultat de cette analyse : 1 litre a donné :

Borate de magnésie..............	0.00942
Sulfate de strontiane.............	0.00964
— de chaux..................	0.30719
— de potasse................	0.00013
Nitrate de potasse...............	0.01377
Chlorure de potassium............	0.02664
— d'ammonium............	0.00923
— de sodium.............	1.75918
— de calcium.............	0.14039
— de magnésium...........	0.00749
Oxyde de fer dissous dans la substance organique...............	0.00308
Acide silicique....................	0.03087
Lithine.........................	Traces.
	2.31703

Les eaux d'Acqui sont des chlorurées sodiques.

Outre les sources thermales que nous venons d'indiquer, on en trouve encore une à trois cents mètres de l'établissement municipal qui se distingue de toutes les autres par sa fraîche température. On l'appelle la source du *Ravanasco*, la *Puante* (Puzzolente) ou la *Fontaine de l'eau pourrie.* (Fontanina dell' aqua marcia). Sa température est de 19° centigrades; c'est une sulfureuse.

Dans les environ d'Acqui, on rencontre encore plusieurs autres sources dont les principales sont :

L'eau salée de *Medrio* (chlorurée sodique) ; l'eau saline iodique de *Strévi*, qui, d'après les analyses récentes faites par le professeur *Rotondi* serait une des plus riches en iode parmi les sources d'Italie ; l'eau thermale de *Visone* (sulfureuse T. 41°) ; l'eau froide de *Quarello* ; l'eau pourrie de *Ponti* (sulfureuse froide) ; les deux sources sulfureuses froides de *Cassinasco* et de *Sessame* ; l'eau acidulée de *Grognardo* ; les eaux ferrugineuses de *Morbello* et de *Pian del Lago*.

Boues.

« La quantité de boue qui se cache sous les eaux d'*Ac-*
« *qui*, dit *Malacarne* (1) est considérable. La piscine des
« soldats, le grand lac en sont remplis, et on en extrait
« beaucoup du lac de boue et plus encore du dernier
« lac. Avec tout cela, il y a déjà longtemps que nos eaux
« se seraient appauvries, si un règlement très sage n'a-
« vait prohibé l'extraction de la boue et son transport
« dans aucune ville voisine, avec l'obligation de la res-
« tituer après en avoir fait usage.

« A chaque bain de boue il s'en perd beaucoup autour
« des caisses et dans l'eau dans laquelle on lave les
« parties qui ont été enduites de fange, et cela pendant
« les cinq mois que dure chaque année la saison des
« bains. Le courant même qui est plus d'un tiers de
« roue entraîne continuellement beaucoup de boue.
« Pourtant, grâce aux précautions indiquées, on ne voit
« pas que les terrains voisins s'abaissent, et l'aspect du
« mont Stregone, du sommet aux sources, est encore à
« peu près le même qu'il y a deux cents ans, lorsque

(1) Trattado delle R. Terme Acquési (Torino 1778.)

« Viotto l'a vu et décrit. Aussi est-il permis de supposer « qu'une grande partie de cette substance fangeuse pro- « vient des entrailles de la terre et qu'elle est entraînée « dans les lacs par la force avec laquelle jaillissent les « eaux. »

Bertini, différant peu de l'opinion de *Malacarne* s'exprime ainsi : (1).

« Les eaux thermales qui coulent du mont Stregone « traversent des couches de schiste argileux et séjour- « nent sur un terrain de même nature, qu'elles pénè- « trent et ramollissent, et y déposent une petite quantité « de carbonate et de sulfate de chaux. Ainsi se forme « la si célèbre boue d'Acqui, qu'on recueille en plus ou « moins grande abondance au fond des bassins. »

« Cette opinion relative à l'origine de notre boue, dit « le docteur de *Alessandri* (2) nous la retrouvons dans « tous les auteurs qui ont écrit depuis. Quoiqu'elle puisse « être vraie au fond, attendu qu'elle tient compte des « deux principaux facteurs, le *schiste argileux* et le « *sédiment des eaux*, nous croyons néanmoins devoir l'a- « nalyser et la compléter, afin de donner une juste idée « de la nature complexe de la boue et de ses mystérieu- « ses propriétés thérapeutiques.

« Est-il vrai que ce soit toujours le schiste argileux « qui en constitue la base principale? Ce schiste est-il « notre *tuf* commun ou *marne grasse* qui existe en si « grande abondance dans toutes les collines de Monfer- « rato ? Géologiquement parlant, nous ne le croyons pas, « car le tuf est une roche plutôt compacte et dure, de « formation tertiaire, par conséquent d'origine fort « ancienne. La boue dont il s'agit, au contraire, tout en « ayant avec le tuf de grandes affinités, d'après des hom- « mes aussi autorisés que les professeurs Sobrero et « Abbene, tandis que pour nous elle n'en serait plutôt

(1) Idrologia minérale degli stati Sardi (Torino, 1822.)

(2) Guida Storica medica pittoresca alle Terme d'Acqui (Acqui 1888.)

« qu'une dépendance, est de formation relativement beau-
« coup plus récente, comme en font foi sa consistance
« toujours molle et souple, et son gisement au milieu
« des couches alluviales de la Bormida.

« Quelle est donc sa véritable origine ? Contrairement
« à l'opinion autrefois exprimée, nos dernières recher-
« ches nous ont amené à penser que cette vase, constituée
« en grande partie par de l'argile très fine, pouvait très
« bien dériver du schiste argileux qui forme le terrain
« sous-jacent aux sources thermales ; mais il faut admet-
« tre qu'il a été d'abord imbibé, ramolli et transporté en
« parcelles extrêmement fines par les eaux jaillissant avec
« force à la surface de la terre ; déposée dans cet endroit,
« la vase s'est accumulée dans le cours des siècles et a
« fini par constituer cette couche marneuse spéciale, ou
« *boue pourrie* qui se rencontre dans tous les environs
« des sources.

« En creusant en effet les fondations des nouvelles cons-
« tructions devenues nécessaires par suite de l'accroissement
« des trois établissements thermaux, on a constamment
« rencontré à un ou deux mètres de profondeur la cou-
« che mentionnée de terrain limoneux caractéristique,
« qui, récolté avec soin, est venu grossir le dépôt déjà
« accumulé par les siècles dans le grand réservoir.

« Ce gisement qui se rencontre aussi à gauche de la
« *Bormida,* dans les environs de la Bollente, tout en
« montrant qu'il existe là une richesse intarissable, prouve
« également qu'il s'agit d'un ancien dépôt dû aux eaux
« elles-mêmes et qui, à une époque à la vérité très éloi-
« gnée, se forma tout autour des nombreuses bouches
« par où s'échappait le liquide. Celles-ci, d'autre part,
« même pendant les temps historiques, ont varié souvent
« de nombre et de position par suite des débordements
« répétés de la Bormida et des cataclysmes auxquels
« elles se trouvèrent soumises.

« Les eaux continuant à traverser le dépôt de bas en
« haut provoquent dans sa masse de constantes réac-

« tions chimiques, à cause surtout de leur température « élevée et des substances organiques qu'elles renfer- « ment ; elles abandonnent en même temps une partie « de leurs principes minéralisateurs. C'est à cela princi- « palement que notre spécialité hydrologique doit son « origine et l'on peut dire avec raison qu'elle se forme et « s'accroît sans discontinuer.

(Conferves ou Muffe).

« Il convient aussi d'ajouter que sous l'action des « rayons solaires et de l'air atmosphérique, il se dé- « veloppe à la surface des eaux sulfureuses des con- « ferves tout à fait identiques à celles de Dax, de « Vinadio et de Valdiéri ; elles naissent, vivent et meu- « rent dans leur sein. De tout cela résulte cette boue de « nature complexe qu'on ne saurait imiter artificielle- « ment, et que nous nommerons *végéto-minérale.*

« Ce n'est pas tout encore. Outre la double base orga- « nique et inorganique dont il a été question, il convient « de tenir compte, d'une part, des effets de l'évaporation « spontanée des eaux, et d'autre part, de l'action réduc- « trice que très certainement les corps organiques ne ces- « sent d'exercer sur les carbonates métalliques et terreux. « Il en résulte un dégagement d'*acide sulfhydrique*, de « *sulfures*, *d'hyposulfites*, de *sulfites* ; et comme consé- « quence de tout cela un développement de *calorique* et « d'*électricité*, agents physiques auxquels seraient dues, « selon quelques hydrologues distingués, les propriétés « thérapeutiques cachées de la boue médicinale. »

Boues ou Fanghi.

La boue d'Acqui est une matière onctueuse, pâteuse, homogène, de couleur gris foncé. Elle exhale une odeur sulfureuse ; sa saveur est celle de l'argile.

Par sa plasmabilité, elle ressemble à la pâte du potier.

Elle est si tenace qu'on peut l'étirer en fils très fins sans qu'elle cède. Elle s'adapte parfaitement aux contours des régions sur lesquelles on l'applique. Le docteur **Schivardi** (*Gazetta degli ospitali, n°* 53, 1883) dit que ces boues sont, au point de vue des caractères chimiques et des qualités thérapeutiques, identiques à celles d'*Abano* et de *Battaglia*. Le professeur *Paolo Mantegazza*, au contraire (*Almanacco igienico* (1884), prétend qu'elles sont uniques dans leur genre.

Deux analyses ont été faites, l'une en 1841, par MM. *Ferrario e Cantù*, l'autre en 1863, par MM. d'*Abbene* et *Sobrero*.

En voici les résultats :

Analyse de *Ferrario e Cantù*.

1000 grammes de boues séchées au bain marie ont donné :

Acide silicique	0425.30
Oxyde d'alumine	0240.25
— de fer	0045.50
Sous-carbonate de chaux	0115.50
— de magnésie	0016.25
Sulfate de chaux	0095.15
Soufre	0005.00
Perte et chlorure de sodium	0024.30
Matière organique bitumineuse soluble dans l'alcool et l'éther	0017.25
Matières organiques solubles dans l'eau	0015.50
	1000.00

Analyse de *d'Abbene et Sobrero*.

1000 parties de boues ont donné :

Matières solubles dans l'acide chlorhydrique :

Silice	0.009
Alumine	0.025

Sesquioxyde de fer.................	0.020
Carbonate de chaux................	0.125
— de magnésie.............	0.005

Matières insolubles dans l'acide chlorhydrique :

Eau..............................	0.020
Silice.............................	0.575
Alumine...........................	0.080
Sesquioxyde de fer.................	0.098
Chaux.............................	0.018
Magnésie..........................	0.025

Extraction et préparation de la boue pour les bains.

Autrefois, pour extraire la boue qui sert aux usages balnéaires, on faisait plonger des hommes dans l'eau du lac (Lago del fango) avec des sortes de seaux appelés *bigoncie* ou *cebri* qu'ils remplissaient avec beaucoup de dextérité.

Cette pratique fut abandonnée en 1848.

On l'extrait aujourd'hui avec plus de commodité.

Au moyen de grosses pierres, on construit au milieu du lago une espèce de chaussée, sur laquelle, les *fangaroli* (1) s'avancent pour enlever la boue avec des pelles. Tous les soirs, vers six heures, on peut les voir faire ainsi la cueillette de la boue qu'ils déposent dans les bassins après l'avoir purgée des matières étrangères qu'elle contient. Elle reste dans ces bassins toute la nuit, et le matin on l'en extrait pour les usages balnéaires.

Ainsi donc, la boue se conserve dans le grand lac qui reçoit non seulement les eaux qui lui sont propres, mais encore celles de toutes les autres sources thermales.

Au commencement de chaque saison, on en retire la

(1) On nomme *fangarolo* le garçon chargé de la cueillette et de l'application des boues.

quantité nécessaire pour le service des deux établissements, l'ancien situé de l'autre côté de la Bormida (oltre Bormida) et les nouveaux thermes qui s'élèvent dans la ville elle-même.

Pour l'avoir à proximité, on la dépose dans de petits bassins qui sont tous alimentés par l'eau thermale et dans lesquels, par conséquent, la boue continue à être incessamment traversée par des courants liquides minéraux. Elle est toujours ainsi prête pour les lutations (1).

La boue qui a servi une fois ne s'emploie plus dans le courant de la même saison. On la dépose de nouveau dans le grand lac où elle séjourne pendant une année pour se purifier dans l'eau thermale et acquérir de nouveau toutes ses propriétés curatives, et elle n'est utilisée que l'année suivante, et ainsi de suite.

La boue existe en si petite quantité à Acqui, que pour ne pas la diminuer, il est expressément défendu d'en emporter. Une grande et très minutieuse surveillance est établie dans ce but. Cette prohibition date depuis des siècles, ce qui fait dire au docteur Schivardi que la boue utilisée aujourd'hui est la même que celle dont se servaient les Romains !

Mode d'emploi de la boue.

On l'emploie sous forme de bain entier (*Fango intero*) ou sous forme de bains locaux (*Fanghi locali*).

Bain entier. Au rez-de-chaussée des deux établissements se trouvent 50 cabines pourvues chacune de deux baignoires, l'une en marbre de Carrare, et de forme spéciale, pour le bain de boues ; l'autre, de même marbre, mais de forme ordinaire, pour le bain de propreté qui suit l'application de la boue.

Dans la première baignoire est disposé un lit. Sur ce

(1) *Lutations*. Application locale de boue sur une région limitée du corps.

lit, on place une paillasse recouverte d'un drap et sur ce drap le fangarolo étend avec sa main et rapidement une épaisse couche de boue fraîchement extraite des bassins et plus ou moins grande selon les besoins.

Là-dessus il place le patient nu et il le recouvre avec habileté d'une autre couche de boue (5 à 6 centimètres d'épaisseur) en se conformant aux prescriptions du médecin.

Enfin, il l'enveloppe avec le drap et le recouvre d'une couverture de laine. Le malade reste ainsi 40 à 50 minutes. Pendant ce temps, une abondante sueur se déclare, sueur que le fangarolo éponge avec un linge chaud.

Afin d'activer cette transpiration, on fait boire de temps en temps au malade une gorgée d'eau sulfureuse de la Fontaine tiède.

Le temps ordonné étant écoulé, le fangarolo enlève la boue adhérente au corps du malade et fait entrer celui-ci dans le bain de propreté qui l'attend dans la baignoire contiguë et où il se lave et se nettoie complètement.

Bains locaux.

Pour les applications locales, que le malade peut recevoir assis et vêtu, il existe six grandes pièces pourvues de manchons de formes diverses destinés à la lutation d'une jambe, d'un bras, d'une main, etc., etc.

Dans des cas exceptionnels, l'application se fait encore dans les chambres des habitations particulières sous forme de cataplasme et avec toutes les précautions voulues. On recouvre ainsi une partie quelconque du corps et l'on règle, suivant le besoin, la température et la durée de l'application.

Dans la plupart des cas, les boues sont employées à Acqui à la température de 40° à 45° centigrades, et leur quantité est toujours proportionnée à la configuration et à la susceptibilité de la partie malade.

La durée de l'opération varie de 1/4 d'heure à 1 heure ; elle peut être plus longue, lorsque le malade y a été graduellement habitué et qu'il ne présente aucune contre-indication.

Mais alors, au bout d'une heure, on applique une dernière couche de boue, car la première a déjà subi un notable refroidissement.

ABANO

A dix kilomètres de Padoue.

Station de chemin de fer de la ligne Padoue-Ferrare-Bologne.

Abano, dans la province de Padoue, est une ville de 3,500 habitants, à 13 mètres d'altitude au-dessus du niveau de l'Adriatique, sa voisine, et située aux pieds des délicieuses collines *Euganei*.

Abano était une station très appréciée des Romains ; elle portait, à cette époque, le nom d'*Aquœ* ou *Thermœ aponenses* ou encore *d'Aponus*.

La source émerge d'un petit côteau calcaire appelé Montirone ; elle est unique, et ses griffons sont si nombreux qu'il est impossible de les compter. C'est une des plus abondantes d'Europe.

L'eau en est claire, limpide comme du cristal, transparente. Elle a une odeur de bitume (sui generis) désagréable et rappelant celle de l'huile de naphte.

Sa saveur est salée, nauséabonde, un peu amère.

Sa température est très élevée. Cependant les différents griffons n'accusent pas tous le même degré. Ceux du Sud-Est accusent de 80 à 89° centigrades ; ceux du nord, 30 à 41° (Bizio).

Néanmoins, ainsi que l'a observé Ragazzini, cette température n'est pas constante.

D'après Bizio, le poids spécifique de cette eau est de 1,0043, sa réaction est acide.

Dans cette eau vivent plusieurs conferves et animalcules. On y trouve un coquillage (Paludina Thermalis), une conferve, que Pline qui fréquentait *Abano* avait déjà signalée en ces termes : *Pataviorum aquis calidis herbœ virentes nascuntur.*

Voici l'analyse de l'eau d'Abano d'après Bizio (1877) :

1000 parties (en poids) contiennent :

Chlorure de sodium	3.4580
— de potassium	0.0159
— de lithine	0.0005
— d'ammonium	0.0008
— de magnésium	0.2051
Bromure de magnésium	0.0111
Iodure de magnésium	0.0004
Sulfate de potasse	0.2742
— de chaux	0.9476
Carbonate de chaux	0.2801
— de magnésie	0.0008
— de fer	0.0001
Alumine	0.0007
Silice	0.0745
Substances fixes	5.344
Détermination directe des mêmes	5.349

On y trouve encore des traces de matières organiques, d'acides borique et phosphorique, d'arsenic, de strontiane et de manganèse. Quant aux gaz, voici ce qu'ont donné 100 volumes :

Hydrogène sulfuré	0.20
Acide carbonique	15.44
Hydrocarbures indéterminés	11.89
Azote	72.22
	100.00

C'est donc une eau saline de la famille des *chlorurées*

sodiques thermales, avec un peu d'acide sulfhydrique dissous dans l'huile de naphte.

Boues.

La boue d'Abano ne tire pas directement son origine de l'eau thermale qui l'imprègne et la recouvre.

Elle est constituée par le dépôt laissé dans les fossés d'écoulement par les eaux des différentes sources. Cette boue, apportée dans des réservoirs appelés *conserves*, s'y réchauffe au contact de l'eau thermale qui sourd sur place, ou qui y est amenée par des canalisations spéciales. Elle s'y ramollit et s'y imprègne en même temps des éléments minéralisateurs de cette eau.

Retirée des réservoirs pour les usages thérapeutiques, la boue est ensuite séchée en grands tas ou parfois aussi remise dans les fossés d'où elle avait été extraite, pour être de nouveau soumise à l'action de l'eau thermale et y retrouver l'efficacité qu'elle a perdue par l'usage.

Cette boue forme une pâte molle et savonneuse, onctueuse au toucher, composée de terre végétale et d'argile; elle contient du sable, du gravier, de petits cailloux et une foule de détritus; elle exhale une odeur d'hydrogène sulfuré.

Humide, elle a une couleur rouge cendrée, un peu foncée. Sèche, elle est d'un gris brun clair.

Sa température n'est jamais inférieure à 35° centigrades ni supérieure à 75° centigrades.

Deux analyses en ont été faites par MM. Ragazzini et Bizio.

Analyse de *Ragazzini* (1844) :

Carbonate de chaux............. — de magnésie........... — de protoxyde de fer....	gr. 239.50

Chlorure de sodium... — de magnésium... — de calcium... Sulfate de chaux, alumine et sable siliceux... Matières organiques animales et végétales...	gr. 420.00
Eau...	gr. 340.00
	1000.00

Analyse de *M. Bizio* (1) (1877)

Pour 100 parties de boues séchées:

Eau...	5.97
Substance humique...	2.68
Matières combustibles...	5.71
Matières inorganiques solubles dans l'acide...	36.54
Précipité...	49.10
	100.00

L'analyse des matières solubles a donné :

Acide carbonique...	6.98
— sulfurique...	5.81
— phosphorique...	0.60
Silice...	2.24
Chaux...	6.19
Magnésie...	1.68
Oxyde de fer...	6.31
Alumine...	7.43
Alcali déterminé dans les conditions des sulfates...	1.04

(1) Prof. G. Bizio. Analisi chimica delle acque termali euganee. — Venezia 1877.

Bain de boues (*Fangatura*).

Dans une salle spéciale, dont la grandeur varie selon les établissements, se trouve le bassin du bain de boues avec le lit sur lequel s'étend le malade pour les diverses opérations auxquelles donne lieu l'application ainsi qu'un siège et une table.

Le bassin est muni de deux robinets, l'un pour l'eau thermale et l'autre pour l'eau froide. Trois ou quatre marches donnent accès au fond du bassin. Dans la partie convexe opposée à ces marches, se trouve un large rebord en marbre sur lequel peut s'asseoir le baigneur. Un robinet spécial sert à l'issue de l'eau, soit pendant le bain si elle est en trop grande quantité, soit après. Le bassin est soigneusement vidé et nettoyé à la suite de chaque opération.

Le lit est muni d'un matelas recouvert d'une ou de plusieurs couvertures de laine et de draps qu'on change pour chaque personne; un ou plusieurs coussins permettent au baigneur de choisir la position qu'il désire lorsqu'il prend un bain de boue général ou local. S'il s'agit d'une application générale de boue, le malade s'étend sur le lit, après que le drap sur lequel repose la partie postérieure du corps a été enduit d'une couche de boue à une température qui varie entre 24 et 32° et même 36 degrés R., car généralement la boue est tolérée à une température plus élevée que le bain; la couche a une épaisseur de 8 à 10 cent. Ensuite le fangarolo, couvre les parties antérieures et latérales d'une autre couche de boue à la même température et de la même épaisseur. Habituellement la cage thoracique et les parois abdominales sont laissées libres, sauf dans les cas où la boue est aussi indiquée sur ces régions. Cette première partie de l'opération terminée, les deux côtés libres du drap sont relevés et le fangarolo en entoure tout le corps jusqu'au cou, puis il place par dessus les couvertures de laine. Une fois le patient parfaitement empaqueté, on le recouvre du drap destiné à éponger la sueur sur la face et le cou. Le fangarolo ou la fangarola ne manque pas à ce moment de demander au malade s'il se trouve bien, et s'il ne s'agissait vraiment de l'intérêt de celui-ci, on pourrait entrevoir de l'ironie dans la question. Les malades sont ainsi placés dans l'impossibilité absolue de se mouvoir, surtout si leurs deux bras sont couverts ; il est bon, lorsqu'on le peut, de laisser l'un ou l'autre des bras libres. Bientôt il se produit une réaction de chaleur qui détermine sur les parties couvertes une abondante transpiration. La sueur commence par le front puis gagne la face, et à ce moment il devient nécessaire que le fangarolo prête son concours pour éponger cette sueur, si le patient n'a pas un bras de libre. Une telle transpiration incommode tellement dans ces cas, qu'on ne peut s'en faire une idée lorsqu'on ne l'a pas éprouvée. Lorsque le temps pendant lequel les malades doivent rester dans la boue est écoulé, (et il varie d'une demi-heure à trois quarts d'heure et à une heure) on les découvre, on leur enlève la boue et ils entrent dans le bassin pour prendre le bain laveur qui ne dure généralement que dix minutes ou un quart d'heure ; à moins qu'il ne produise des désordres, on le prolonge d'habitude le plus possible. Une fois sortis de l'eau et bien séchés, les baigneurs regagnent leurs habitations par un escalier particulier dont les ouvertures qui donnent de la lumière sont toujours tenues closes.

On fait commerce des boues d'Abano et on les exporte, tandis que l'exportation des boues d'Acqui est sévèrement prohibée.

Aux environs et à quelques kilomètres d'Abano, on rencontre des stations (*Monte Ortone*, *Montegrotto*, *S. Pietro-Montagnone*), où l'on emploie des boues identiques à celles d'Abano.

VINADIO

A 36 kilomètres de *Cuneo*, qui est une station du chemin de fer sur la ligne *Turin-Cuneo*.

De *Cuneo à Vinadio* : trajet en voiture ; durée : 4 à 5 heures.

Vinadio est un gros bourg, de 3,400 habitants, situé dans la vallée de la Stura sur la route qui, de Cuneo par le col de la Maddalena, conduit en France.

Les sources émergent près du village, dans un lieu appelé « Le Planche ». Elles sourdent par une multitude de griffons, d'une roche quartzeuse, au pied du mont Oliva et portent plusieurs noms. Les principales sont :

1° *La sorgente* (source) *della capella.*
2° *La sorgente della stufa.*
3° *La sorgente della stufa del quartière.*
4° *La sorgente laterale della Rocca.*
5° *La sorgente superiore della Rocca.*
6° *La sorgente del Fango.*
7° *La sorgente inferiore della Rocca.*
8° *La sorgente della Maddalena.*

L'eau de ces diverses sources a les mêmes caractères et ne diffère que par la température qui varie entre 33 et 67°.

Sur les voûtes et les parois des canaux d'écoulement, on observe des stalactites de sulfate et de carbonate de chaux, des efflorescences salines constituées par du chlorure de sodium, du sulfate de soude et de chaux et du carbonate de chaux.

L'eau est très limpide. Agitée en vase clos elle donne naissance à de petites bulles de gaz. A l'air libre, elle s'altère et laisse un dépôt sur les parois du vase.

Elle exhale une odeur assez forte d'œufs couvés : sa saveur est légèrement salée, et au toucher elle est savonneuse. Sa réaction est neutre.

Dans aucune des sources, on n'a pu rencontrer la présence d'autres sulfures que l'hydrogène sulfuré.

Analyse de l'eau de Vinadio, par *P. Carlevaris* (1876) :

Gaz hydrogène sulfuré..........	0 gr. 240
Chlore.........................	0 gr. 246
Soude..........................	0 gr. 169
Acide sulfurique...............	0 gr. 050
Chaux..........................	0 gr. 010
Lithine........................	0 gr. 003
Acide silicique................	0 gr. 012
Substances organiques non azotées et perte..................	0 gr. 014
Substances fixes..........	0 gr. 504

Toutes les sources qui jaillissent derrière l'Etablissement semblent avoir la même composition chimique, c'est-à-dire qu'elles sont toutes sulfureuses, comme le dénote l'odeur hépatique, peu forte il est vrai, qu'elles dégagent.

Ainsi que je l'ai déjà dit, la température de ces eaux varie entre 33 et 67°.

Celles dites de la *Maddalena* et de la *Capella* sont les moins chaudes, et c'est pour cette raison qu'on les emploie à l'intérieur.

Boues.

La boue de *Vinadio* n'est pas un dépôt des eaux minérales qui ne donnent pas de précipité, même lorsqu'on les conserve longtemps dans un vase.

C'est une terre argileuse molle et savonneuse qui se trouve sur les flancs de la montagne, en face de l'atelier de mines dirigé par l'ingénieur *Santelli*.

A l'époque des bains, cette terre est immergée dans un récipient traversé par l'eau minérale.

Il se forme alors une boue très chaude, glissante, qui adhère parfaitement au corps.

Quant à son mode d'application, il a été jusqu'à ce jour, des plus primitifs.

Le patient s'étendait dans un caisson qui avait tout l'aspect d'un cercueil ; puis un homme le couvrait de boue avec une pelle !

Il est, paraît-il, question de renoncer à cette répugnante pratique.

Nous ne voulons pas terminer ce qui a trait à Vinadio sans parler de deux particularités intéressantes que l'on trouve dans cette station ; les *Etuves* (Sudatoï) et les *Conferves* (Muffe).

Etuves de Vinadio (*Sudatoï*).

Elles sont au nombre de deux : l'*ancienne* et la *nouvelle*, celle-ci dédiée à l'ingénieur *Santelli*, l'un des quatre propriétaires. Ces étuves sont deux *cavernes* ou *grottes* creusées à la mine dans la roche vive, bien closes, pourvues d'une antichambre et sur le sol desquelles coulent des eaux minérales à une température de 65 à 67° centigr.

La vapeur qui s'en dégage s'accumule dans l'antre dont la température atteint un degré un peu moins élevé que celui des sources elles-mêmes. On peut l'évaluer à 60°.

Dans l'étuve de *Santelli*, le docteur *Plinio Schivardi* a constaté 56°. La fameuse grotte de Monsummano (en Toscane), n'a que 35°. Ici à cause de la température, on ne peut rester que quelques minutes, de 2 à 6.

En général, les personnes grasses supportent mieux cette chaleur que les maigres, et les femmes mieux que les hommes.

Par une porte qui se referme immédiatement, on entre dans l'anti-étuve ; on y laisse ses vêtements et on s'habitue peu à peu à l'atmosphère pesante chargée de vapeurs. Puis, d'un pas résolu on ouvre la seconde porte et on pénètre dans l'antre. On n'y voit pas et il semble qu'il n'y ait pas d'air. Le pouls devient plus fréquent, la respiration pénible.

En un instant, la peau se couvre d'une abondante sueur; c'est un vrai ruisseau qui coule, à ce point que le docteur Borelli estime que la quantité sécrétée dépasse de beaucoup un kilogramme. (1)

CONFERVES DE VINADIO.

Derrière l'Etablissement, se voit un long fossé à parois régulièrement élevées et qui ressemble à ceux dans lesquels on joue aux quilles en Allemagne.

Dans ce fossé coule continuellement, mais avec lenteur, une couche très mince d'eau thermale, et c'est à la surface de celle-ci que se forment les conferves.

Le professeur *Allioni*, ancien professeur de botanique à l'Université de *Turin*, leur donne dans sa « *Flora Pedemontana* » le nom de *Ulva Labyrinthiformis* ».

Un de ses successeurs dans la chaire, le professeur *Del Ponte*, qui s'est tout spécialement occupé des conferves de *Vinadio* et de *Valdieri* (2) les classe parmi les « *Leptothrix* ». Il les trouve semblables à celles d'*Acqui* et c'est pour cela qu'il les réunit ensemble sous le nom de « *Leptothrix Walderia* ».

Le docteur *Paventa* (3), au contraire, les considère comme appartenant à la famille des « Oidium » et les regarde comme très proches parents des « *Tuckeri* » de la vigne.

Ces conferves à parenchyme très épais, recueillies dans des eaux très chaudes, et par suite très chaudes elles-mêmes, s'appliquent sur les parties malades ; et grâce à leur délicate structure, elles se modèlent parfaitement sur elles et produisent d'excellents effets curatifs dans le traitement des affections articulaires.

(1) Tavole statisticio. Sinottiche, page 22.

(2) Del Ponte. Saggio intorno alle muffle nelle acque termali. (*Gazzetta medica Ital.* 1857.)

(3) Le sorgenti termiche minerali di Vinadio (Cuneo, 1873.)

VALDIÈRI

A 19 kilomètres de Cuneo.

De Cuneo à Valdieri, trajet en voiture. Durée : trois heures.

Bourg de 3.120 habitants, situé au milieu de la belle vallée du Gesso, à 826 mètres d'altitude.

Les sources de Valdieri peuvent se diviser en deux groupes : celui du *Matto* (le Fou) et celui de la *Stella* (l'Etoile).

1° *Groupe du Matto.* A ce groupe appartiennent les sources *San Lorenzo*; leurs voisines, la *Vitriolata* et la *Magnésiaca* et celle des *Antichi Fanghi* (anciennes boues.)

C'est aussi dans ce groupe que se trouve la source dite *dei Polli* (des Poulets) dont l'eau rappelle, dit-on, par son goût, celui de bouillon de poulet. On n'en fait du reste aucun usage.

2° *Groupe de la Stella.* A ce groupe appartient la source de *Santa Lucia*, sur la rive droite du Gesso, au pied de la Stella, dans le voisinage du vieil établissement.

Un peu plus loin, dans le lit de la rivière, se trouve l'ancienne piscine de *San Carlo*, recouverte à chaque instant par les eaux qui débordent, et, selon toutes probabilités, analogue à celle de *Santa-Lucia.*

Sur la rive droite de Gesso, on trouve encore une autre source qui, en l'honneur du grand homme d'Etat qui se trouvait à Valdiéri lors de sa découverte, porte le nom de source *Cavour*.

Les sources principales sont donc celles de *San Lorenzo*, de la *Vitriolata*, de la *Magnesiaca* et de *Santa Lucia*. La première jaillit par deux griffons séparés par un petit intervalle, et qui se réunissent vite. La deuxième bouche porte aussi le nom de *San Martino*.

A elles deux, elles donnent assez d'eau pour pouvoir fournir 500 à 600 bains par jour. Leur poids spécifique est presque celui de l'eau distillée. Sur leur parcours, ces eaux déposent une matière qui donne naissance à des conferves.

La *Vitriolata* à peine recueillie est limpide, mais elle laisse déposer au bout de quelque temps un sédiment noirâtre. Elle possède une saveur amère. La majeure partie est consommée en boisson, l'autre se mélange à l'eau sulfureuse.

La *Magnèsiaca* est limpide, inodore, incolore, et a une saveur légèrement amère. C'est à tort qu'on l'appelle magnésienne, car elle ne contient qu'une faible quantité de magnésie. *Santa-Lucia* est un peu moins limpide. Elle est onctueuse, savonneuse au toucher, légèrement amère et nauséeuse, presque inodore à la source, mais à l'air elle dégage une odeur d'œufs pourris. Elle a une couleur citrine spéciale, due à des principes bitumineux assez abondants.

Les eaux de Valdiéri peuvent être rangées parmi les indifférentes, *Wildbäder* comme disent les Allemands.

Conferves de Valdièri.

Elles constituent une spécialité de cette station thermale.

Elles se composent de deux substances, l'une muqueuse et amorphe, l'autre tubuleuse et organique. Leur couleur varie du rouge au jaune, suivant l'âge de la plante et la température de l'eau. On y voit les insectes pulluler malgré la haute température de 44 à 50° C. Elles ont l'aspect de masses aplaties de substances glissante, fongueuse, à texture épaisse.

Pour les obtenir, on fait couler l'eau minérale, comme à Vinadio, sur des planches de bois, à l'air libre, et elles se forment dans l'année. Au commencement de la station balnéaire, on commence à les arracher et on les laisse dans l'eau chaude afin qu'elles conservent leurs qualités.

En voici l'analyse faite par MM. Peyrone et Brugnatelli :

	Grammes.
Oxyde de potassium...............	5.941
— de sodium..................	4.527
— de calcium..................	3.088
— de magnésium..............	0.745
— d'aluminium................	3.826
— de fer et de manganèse......	8.399
— de chlore....................	0.939
Acide sulfurique..................	3.571
— phosphorique................	1.745
— silicique.....................	5.102

L'analyse des sources a été faite également par MM. Peyrone et Brugnatelli. En voici le résultat :

	S. Lorenzo.	S. Lucia.	Magnésiaca.	Vitriolata.
Acide sulfhydrique *cent.* c^3	1.18	Traces.	—	—
Chlorure de sodium.... gr.	0.039	0.045	0.009	0.007
Sulfate de soude...........	0.087	0.096	0.035	0.032
Silicate de potasse.........	0.041	0.053	0.010	0.037
— de soude.........	0.032	0.043	»	»
Chaux....................	0.006	0.008	0.021	0.021
Magnésie.................	Traces	Traces	0.002	0.001
Oxyde de fer et manganèse.	0.001	Traces	Traces	Traces
Alumine..................	0.002	0.001	0.013	0.001
Acide phosphorique........	Traces	0.002	»	»
— silicique............	0.025	0.003	0.008	0.001
Iode......................	Traces	Traces	»	»
Substances organiques.....	Traces	0.046	»	»
Substances fixes.. gr.	0.236	0.297	0.098	0.100

D'après le professeur *Sobrero*, les sources de *San Lorenzo*, de *San Martino*, des *Polli*, des *Antichi Fanghi*, de la *Magnésiaca* et de la *Vitriolata*, proviennent d'une seule et même veine, et ne diffèrent que par leur température. Voici celles qu'il a constatées :

San Lorenzo..	65°	Magnesiaca..	41°
Polli.........	69°	Vitriolata....	25°
Fanghi-antichi	60°		

Les conferves de Valdiéri constituent une algue identique à celle de Vinadio et d'Acqui, que le professeur *Del Ponte* (de Turin) a étudiée avec soin, et qu'il classe parmi les *Leptothrix*, en lui donnant le nom spécifique de *Valdièri*.

Quand ces conferves se forment, on commence à apercevoir des filaments mous et minces, tremblants et fluctuants, d'un blanc verdâtre, entourés d'une sorte de mucilage blanc laiteux, qui sert à les maintenir unis. Au début, la conferve est fine comme une toile d'araignée ; elle acquiert ensuite une plus grande consistance et une couleur violacée, qui tourne plus tard au jaunâtre et finit par tirer sur le vert.

Quand elle arrive à son plus haut degré de développement, elle se présente sous forme d'une gelée lardacée, qui tapisse le fond du ruisseau et les roches, constamment mouillées par l'eau minérale.

Ce n'est pas à toutes les températures que les conferves peuvent se former dans les eaux. On dit, dans la localité que, près des sources, les eaux se trouvant encore à une température élevée ne sont pas aptes à donner naissance à des conferves, et qu'elles perdent aussi cette propriété à une température trop basse. Le degré nécessaire à leur formation oscille entre 30 et 45°.

Boues de Valdiéri.

Elles se composent d'argile imprégnée par les eaux thermales qui lui communiquent leurs principes minéralisateurs. Dans son état habituel, cette boue est molle, douce au toucher, peu tenace, d'une couleur cendrée obscure et d'une odeur un peu sulfureuse.

Elle est parfaitement identique à celle d'*Acqui* et de *Vinadio*.

Desséchée, elle devient une masse peu consistante, d'un gris brun, qui se pulvérise facilement entre les doigts. Jetée sur le feu, elle dégage une odeur sulfureuse.

La boue de Valdiéri possède des propriétés très actives. On la prépare avec soin, et on la mêle avec une petite quantité de conferves qu'on recueille expressément à cet effet, et qu'on choisit très fines et très petites. Celles-ci augmentent l'activité des propriétés thérapeutiques de la boue.

TRESCORE-BALNEARIO

A 16 kilomètres de Bergame.

A 3 kilomètres de Gorlago, station de chemin de fer, sur la ligne de Brescia-Bergame-Lucques.

Trescore, surnommée Balneario pour la distinguer d'une autre ville du même nom située dans la province de Crémone (et qui s'écrit *Trescorre*) a 3,100 habitants.

Elle est placée dans une situation des plus pittoresques, à l'entrée de la vallée *Cavallina*.

Le *Cherio* (cours d'eau) sépare Trescore de Zandobbio, station limitrophe, qui partage avec cette station la réputation thermale.

Les sources sont au nombre de six : trois dans *Trescore*, trois dans *Zandobbio*; les premières sur la rive droite, les secondes sur la rive gauche du Cherio.

Les sources de *Trescore* sont : la source *S. Pancrazio*, la source *Grena* et la source *Nuova*.

Celles de *Zandobbio* sont les sources *Beroa*, *Vigani* et *Nuova*.

Les sources de *S. Pancrazio* et de *Beroa* ont été analysées par MM. *Polli* et *Luchetti*, en 1878.

En voici le résultat pour un litre d'eau :

Source *S. Pancrazio* :

Acide carbonique libre.... gr.	0.0207 =	12 cc.
— bicarbonaté............	0.1474	
— sulfhydrique libre......	0.0505	
Iodure de sodium............	0.000560	
Chlorure de sodium...........	1.834750	
Monosulfure de sodium.......	0.011174	
Chlorure de potassium........	0.006250	
— de magnésium.......	0.069290	
Sulfate de chaux.............	0.127190	
Carbonate de chaux...........	0.261090	
— de magnésie..........	0.058990	
— de fer.................	0.006900	
Silice.......................	0.011000	
Substances fixes... gr.	2.387194	
Acide carbonique nécessaire pour transformer les carbonates neutres en bicarbonates.......................	0.147440	
Substances fixes.... gr.	2.534634	

Source Beroa.

Acide carbonique libre........	0.246542 =	125 cc.
— bicarbonaté............	0.146122	
— sulfhydrique libre.....	9.082238 =	53 cc.
Matières organiques..........	0.296800	
Iodure de sodium.............	0.000146	
Chlorure de sodium...........	3.783780	
Monosulfure de sodium.......	0.008380	
Chlorure de potassium........	0.001506	
— de lithium...........	0.005832	
— de magnésium.......	0.206359	
— de calcium..........	0.364694	
Sulfate de chaux.............	0.020326	

Carbonate de chaux..........	0.164878
— de fer.............	0.001450
Alumine......................	0.004500
Silice........................	0.008900
Acide carbonique nécessaire pour transformer les carbonates neutres en bicarbonates	0.073096
Substances fixes... gr.	4.581351

Les eaux de Trescore appartiennent à la *classe des sulfureuses* (sous-classe des iodurées (Schivardi).

Elles sont limpides, incolores, d'une odeur d'œufs pourris. Leur saveur est amère, saline et astringente. Au toucher, elles sont légèrement onctueuses, leur poids spécifique est de 1001. Leur température est de 15°.

Il y a trois établissements : 1° *L'établissement municipal*, qui possède les sources de *S. Pancrazio*, nouvelle et ancienne; 2° l'établissement *Grena*, alimenté par la source du même nom; 3° l'établissement *Beroa*, dans Zandobbio, où on exploite les trois sources, Beroa, Vigani et Nuova.

Les eaux de Trescore sont utilisées en boisson, bains de boues, douches.

Boues.

La boue de Trescore est une pâte constituée par le dépôt limoneux des eaux minérales et par les détritus récoltés dans les canaux d'écoulement voisins des établissements (Galli). On la dépose dans des réservoirs spéciaux où elle subit le contact de l'eau thermale qui lui communique ses principes minéralisateurs.

Au moment de la saison, on la passe au travers d'un crible métallique pour lui enlever les détritus végétaux grossiers qu'elle contient. Elle constitue alors une pâte molle, de couleur cendrée, rude au toucher, incolore, et d'une température de 19° centigrades.

Dans les établissements se trouve une fosse spéciale pour la conserve de ces boues. Celles-ci pendant l'hiver, s'imprègnent de l'eau minérale qui sourd du sol. Cette eau qui stagne dans la fosse, exhale une forte odeur sulfureuse, et lorsqu'elle recouvre la boue, on voit apparaître, à la surface, une légère croûte, diversement colorée qui, recueillie et égouttée, brûle sur la braise comme du soufre.

Jadis, on avait l'habitude de chauffer la boue jusqu'à une température de 24° environ.

Le malade était couché sur une civière exposée aux rayons du soleil.

Sur la partie malade, on appliquait une couche de boue que l'on renouvelait de temps en temps pour empêcher la dessication de la première. Ce système primitif est aujourd'hui abandonné et on emploie le limon selon la méthode usitée à Abano, à Acqui et à Battaglia.

Le docteur *Galli* emploie ces boues à une température de 35° à 40°, en couche de 10 à 15 centimètres d'épaisseur pendant une heure.

La boue se transporte également dans des récipients bien bouchés dans lesquels on ajoute une certaine quantité d'eau sulfureuse.

LA PORRETTA

7e station depuis Bologne, sur la ligne Bologne-Florence. A 19 kilomètres de Vergato : 58 de Bologne : 19 de Pistoja.

La *Porretta*, appelé le *Barèges d'Italie*, est un village de 1000 habitants, célèbre par ses sources thermales, qui appartiennent à la classe des *chlorurées sodiques* thermales. Température 33° (5 gr. 500 d'acide sulfhydrique par litre).

Les dépôts qui se forment dans les réservoirs des eaux de la Porretta et qu'on désigne sous le nom de *Boues* ou encore d'*Albumine* (*Albumina*, Schivardi), apparaissent sous l'aspect d'un magma, d'une sorte de concrétion gélatiniforme plus ou moins dense, d'une couleur jaune tirant sur le roux, de consistance molle, sans adhérence entre ses parties, et offrant l'odeur de l'eau minérale.

L'analyse y a trouvé : Pour 100 parties de boues :

Soufre	18
Substances organiques	32
Alumine	4
Silice	38
Fer	8

La substance organique se compose de 62,60 pour 100 de carbone, 13,20 d'hydrogène, 24,14 d'oxygène et 0,6 d'azote.

On emploie ces dépôts contre quelques maladies de peau, les tumeurs, les engorgements lymphatiques et articulaires ainsi que dans les arthrites chroniques.

Bassi (Bome 1768), qui a écrit sur ces eaux, remarque qu'on peut les employer plusieurs fois par jour, en exposant aux rayons du soleil la partie malade recouverte de l'enduit boueux sur une épaisseur de un demi doigt environ, et en ayant soin que le reste du corps ne soit pas frappé par les rayons du soleil, le malade devant rester ainsi jusqu'à ce que la boue soit sèche.

Si la partie ne peut être exposée au soleil, on sèche la boue avec des linges chauds. Il faut avoir soin de maintenir la partie déjà traitée par la boue bien abritée et chaude.

C'est là la méthode, qui, jusqu'à ces dernières années, était en vigueur à Trescore.

VITERBE

A 32 kilomètres d'Orte, station du chemin de fer sur la ligne *Florence-Pérouse-Rome*.

A 74 kilomètres au nord de Rome.

Ville de 20,000 habitants, sur la partie inférieure du Mont Cimino.

Viterbe possède huit sources : 4 sulfureuses (les sources *Bulicame*, *Crociata*, *Torretta*, *Bagnaccio*.

2 ferrugineuses : (les sources *della Grotta* et de l'*Acqua acetosa* : 2 salines (la *Milza* qui est perdue et la *Magnesiaca*).

La source de *Bagnaccio* (température 32°) doit sa réputation à ses boues).

Boues. — Celles-ci, d'après l'analyse du professeur *Andrea Gozzi* (1855) contiennent pour 100 parties (1) :

Sulfate de chaux	7.500
Chlorure de sodium, de magnésie, sulfate de soude, de magnésie, de fer, et nitrate de soude	1.250
Carbonate de magnésie	1.317
— de chaux	11.240
Sesquioxyde de fer	2·316
Soufre	43.241
Silice	40.666
Matière organique	12.290
Chlorure de calcium	Traces.

BATTAGLIA

A 18 kilomètres de *Padoue*. A 8 kilomètres d'*Abano*, 3e station, depuis Padoue, sur la ligne du chemin de fer Padoue-Bologne.

Les sources de Battaglia émergent du versant oriental ou d'une colline située à un kilomètre du bourg, et qui porte le nom de S. Elena (Sainte-Hélène), en raison d'une chapelle qui fût construite en 1696 à cet endroit, en l'honneur de la sainte.

(1) Guida medica ai Bagni di Viterbo del Dott. G. Spinedi. (Viterbo 1874).

Les diverses sources de la station sont : 1° celle de *S.-Elena.* (T. 71° à 72°) qui sert principalement à alimenter les bains ; 2° celle de la *Grotta* (T. 70°) ; 3° celle de *Giardino* (T. 60°) ; 4° celle du *Parco* (T. 70°).

Ce sont des eaux *chlorurées sodiques thermales.*

Boues. — L'eau sort du sol en émettant une grande quantité de bulles gazeuses, et apporte avec elle (par la vis à tergo) des particules très fines de boue.

On la recueille dans des réservoirs spéciaux jusqu'à la saison des bains, et en automne on procède à une nouvelle récolte. La boue ainsi recueillie est placée dans des réservoirs spéciaux traversés par l'eau minérale qui lui communique ses éléments minéralisateurs.

La boue de Battaglia diffère de celle d'Abano. Elle a une couleur chocolat, est moins consistante, plus savonneuse et plus douce au toucher.

Elle ne contient pas autant de bulles de gaz ; mais elle a plus de silice, de terre végétale, de détritus tourbeux et de fer. On n'y trouve pas de coquillages comme à Abano.

1000 parties de cette boue contiennent :

Oxyde de fer Carbonate de chaux — de magnésie	gr. 216.200
Chlorure de sodium — de magnésium — de calcium Sulfate de chaux Alumine Sable siliceux Substances organiques végétales	gr. 453.800
Eau	gr. 330.000
	1000.000

Une seconde analyse a été faite par *Schneider* en 1874, en voici le résultat :

100 parties de boues contiennent :

Eau	5.14
Substances fixes	94.86
	100.00

100 parties du résidu de calcination ont donné :

Parties insolubles dans l'acide	58.64
— solubles	41.36

Celles-ci consistent en :

Acide carbonique	9.34
— sulfurique	5.65
Silice	1.14
Oxyde de fer	9.81
Alumine	6.72
Phosphates se précipitant par l'ammoniaque	1.83
Chaux	5.05
Magnésie	1.40
Alcalis pesés comme sulfates	0.94

Le mode d'application des boues est plus confortable qu'à *Acqui.* On ne se sert pas, comme dans cette dernière station, d'une paillasse placée dans une baignoire ; l'application se fait sur un petit lit en fer ou en bois, avec un matelas recouvert d'une toile imperméable et d'un peignoir sur lequel se place le malade qui doit subir l'application limoneuse.

Dans une polémique soutenue avec le *professeur Paolo Mantegazza*, le docteur *Plinio Schivardi* a démontré que les boues de *Battaglia* étaient identiques à celles d'*Abano*, d'*Acqui*, tant sous le rapport des caractères physiques que sous celui de leur composition chimique et de leur efficacité thérapeutique.

MONTE-CERBOLI

Les boues de *Monte-Cerboli* sont transportées à *Morbo* sans qu'elles perdent leur température originelle. Elles sont constituées par le dépôt des eaux.

Avant de s'en servir, on les laisse refroidir.

MONTEGROTTO

A 3 kilomètres d'Abano sur la ligne de *Padoue-Bologne*.

A 13 kilomètres de *Padoue*.

Boues de même nature que celles d'*Abano*.

La température de l'eau varie de 65° à 76° (*Bizio*).

En certains points du bassin, elle va jusqu'à 80°.

S. PIETRO-MONTAGNONE

A 3 kilomètres d'*Abano*.

Boues analogues à celles d'*Abano*.

MONTÉ-ORTONE

A 2 kilomètres d'Abano, sur la ligne de *Padoue-Bologne*.

Boues de même nature que celles d'*Abano*.

Température de l'eau : 63° (Bizio).

Eau chlorurée sodique.

Dans certaines autres stations ferrugineuses, comme à *Stigliano*, *Levico*, *Recoaro*, etc., on utilise également des boues consistant en des dépôts ocreux provenant des sources ferrugineuses.

Ces boues sont généralement froides et on les réchauffe artificiellement pour les utiliser en cataplasmes sur les parties malades.

RUSSIE

En Russie, on utilise, sous forme de topiques médicamenteux, la boue de certains *limans*.

Les limans sont des lagunes plus ou moins salées, suivant qu'elles communiquent ou ne communiquent pas avec la mer et suivant la plus ou moins grande quantité d'eau douce qu'elles reçoivent des ruisseaux, fleuves et rivières.

Ils peuvent être comparés à nos étangs du bas Languedoc.

Dans une note lue au Congrès d'hydrologie de Biarritz, M. le professeur *Verigo* (1) donne l'analyse de la boue des deux grands *limans* d'*Hadji-Bey* et de *Kouyalnik*.

Le liman d'*Hadji-Bey*, (nom turco-arabe : lac du Bey, (qui a fait le pélérinage de la Mecque, du Hadji), est une lagune, non plus salée, mais saumâtre, ayant perdu ses relations avec la mer. Il est situé près d'Odessa. Celui de *Kouyalnik*, également voisin d'Odessa, à l'orient et près de celui d'*Hadji-Bey* a cessé, lui aussi, d'être avivé et salinisé par la mer Noire.

M. Verigo donne de la boue du liman Hadji-Bey, l'analyse suivante :

Dans 100 parties de boue on trouve :

Eau...............................	47.279
Quantité totale de substances solides	52.721
Substances en dissolution.........	12.202
Composition de 12.202 parties de substances en dissolution :	
Chlorure de sodium...............	8.5848
— de magnésium............	0.5433

(1) Verigo. Structure géologique du terrain séparant les limans d'Odessa et la mer Noire et son influence sur la composition des limans. (*Congrès d'hydrologie* de Biarritz, 1886.

Bromure de magnésium............	0.0202
Sulfate de magnésie...............	0.8828
— de chaux..................	0.5740
Hyposulfite de magnésie...........	0.3230
Quantité de chaux combinée avec des acides organiques...........	0.1560
Quantité d'ammoniaque et des amines déterminées sous forme de sels chlorydriques..............	0.41
Chlorhydrate d'ammoniaque........	0.06
— de trimethylamonium.	0.35
Quantité d'acides gras calculée comme acide valérique...............	0.21
Quantité de substances insolubles dans l'eau.......................	40.36
Dans ce nombre :	
Substances solubles dans l'acide chlorhydrique...................	14.87
Substances organiques............	1.892
— minérales.............	23.725

L'action physiologique des bains de boues des limans a été étudiée par M. le docteur *Moczutkowski*, président de la Société balnéologique d'Odessa, et le résultat de ses expériences, rapporté par M. le docteur *Miflet* (d'Odessa), se trouve consigné dans le mémoire lu au Congrès d'Hydrologie et de Climatologie de Biarritz (1re session 1886).

SUÈDE

« La boue balnéaire, dit le docteur Axel Lamm (de « Stockholm (1) est formée le plus souvent par la décom- « position complète ou incomplète des végétaux d'ordre « inférieur, dont les produits sont venus se mêler à des « parcelles mi-organiques du milieu ambiant d'une ténui-

(1) Des bains de boues minérales. Congrès international d'hydrologie et de climatologie, 1re session. Biarritz, 1886.

« té microscopique, et qui sont tantôt solubles, tantôt « insolubles.

« Ces particules inorganiques, examinées avec un gros- « sissement de 200 diamètres, sont constituées par du « quartz glunnier et présentent une surface rugueuse et « anguleuse; dans d'autres boues ce sont des particules « de silex, reste d'infusoires et aussi des fragments de « lithotydies et de spongolithes, semblables à des pointes « d'aiguilles et possédant, eu égard à leurs dimensions, « une dureté considérable.

« En Suède, l'application des boues minérales se fait « presque exclusivement en frictionnant le malade : cette « friction est plus ou moins forte, plus ou moins prolon- « gée suivant les cas, et est continuée jusqu'à ce que la « boue devienne sèche et se détache.

« Par ce mode d'application, les particules acérées, « mélangées avec l'argile, dont l'ensemble constitue la « boue minérale, sont une arme qui attaque la surface de « la peau, entame l'épiderme, peut atteindre le derme en « mille points : on comprend facilement que ces petites « blessures tout en permettant l'entrée des matières solubles « de la boue, provoquent une irritation des nerfs et des « vaso-moteurs, irritation qui, par action réflexe, reten- « tit sur les parties plus ou moins profondes de l'orga- « nisme.

« On divise les boues en boues de mer et en boues de « terre.

« Les premières sont principalement caractérisées par « une addition des sels de la mer; mais les unes et les « autres, du moins en ce qui caractérise la Suède, sont « caractérisées par la présence de ces aiguilles, plaques, « etc., dont il vient d'être parlé.

« Ces faits ont été établis par le docteur *Hok*, dans un « mémoire publié en 1853, connu de tous les médecins « suédois et qui a pour titre : « **Quelques applications « sur les bains de boues** de la *Suède.* » Il en résulte « qu'une action mécanique moléculaire s'ajoute à celle

« de la thermalité dans l'application des bains de boues.

« Les principales boues minérales usitées en *Suède* « sont les suivantes :

« 1° *Loka*, situé au centre de la Suède : ce sont des « boues d'orgine terrienne dont les habitants se ser- « vaient depuis plusieurs siècles. Autrefois on les achetait « très cher et on s'en servait transportées ; aujourd'hui « les malades se rendent dans la station et sont traités « sur place.

« 2° Les suivantes sont des boues de la mer et présen- « tent la composition ci-dessous :

« *Visby*, sur l'île de Gothland, dans la Baltique.

Sels solubles dans l'eau............	5 %
Matières organiques insolubles.....	4
— inorganiques insolubles...	27.20
Eau..............................	67

Norrtelje, côte ouest de la Suède sur la *Baltique* :

Sels solubles dans l'eau.	2.09 %
Matières organiques insolubles.....	1.14
— inorganiques insolubles...	26.82
Eau..............................	69.95

Lysekil, mer du Nord :

Sels solubles dans l'eau............	2.20 %
Matières organiques insolubles.....	1.98
— organiques...............	12.27
Eau..............................	83.35

Fursund, mer Baltique :

Sels solubles dans l'eau............	2.43 %
Matières inorganiques insolubles..	3.37
— inorganiques.............	31.48
Eau..............................	62.72

TABLE DES MATIÈRES

Clermont (Oise). — Imprimerie Daix frères, 3, place Saint-André.

www.ingramcontent.com/pod-product-compliance
Ingram Content Group UK Ltd.
Pitfield, Milton Keynes, MK11 3LW, UK
UKHW020321250726
13967UKWH00004B/1796